DATE DUE

La Dieta de 17 Días

Un plan del doctor para resultados rápidos

DR. MIKE MORENO

FREE PRESS

New York   London   Toronto   Sydney   New Delhi

Descargo de responsabilidades: Esta publicación tiene por objeto ofrecer material útil e informativo. Su objetivo no consiste en diagnosticar, tratar, curar ni prevenir ningún problema o condición de salud, ni reemplazar la opinión de los médicos. No deberá tomarse ninguna acción basado únicamente en el contenido de este libro. Consulte siempre con su médico o profesional calificado en el cuidado de la salud sobre cualquier aspecto en referencia a su salud y antes de incorporar cualquier sugerencia que aparezca en este libro, o de sacar conclusiones a partir de él.

El autor y la compañía editorial hacen un descargo de toda responsabilidad por cualquier daño, pérdida o riesgo, personal o de otro tipo, en el cual se incurra como consecuencia, directa o indirectamente, del uso o aplicación de cualquier contenido de este libro.

Todos y cada uno de los nombres de los productos referenciados en este libro son las marcas de sus respectivos propietarios. Ninguno de ellos ha patrocinado, autorizado, respaldado ni aprobado este libro. Lea siempre toda la información que aparece en las etiquetas del producto suministradas por el fabricante antes de utilizar cualquier producto. El autor y la compañía editorial no son responsables por ningún reclamo realizado por los fabricantes. Las declaraciones que aparecen en este libro no han sido evaluadas por la Administración de Alimentos y Medicamentos (FDA).

Free Press
Una división de Simon & Schuster, Inc.
1230 Avenida de las Américas
Nueva York, NY 10020

Copyright © 2011 by 17 Day Diet, Inc.
Copyright de la traducción © 2011 by Santiago Ochoa

Todos los derechos están reservados, incluido el derecho de reproducción total o parcial en cualquier forma. Para obtener cualquier información diríjase a: Free Press Subsidiary Rights Department, 1230 Avenue of the Americas, New York, NY 10020

Primera edición en rustica de Free Press, August 2011

FREE PRESS y su colofón son sellos editorials de Simon & Schuster, Inc.

Para obtener información respecto a descuentos especiales en ventas al por mayor, diríjase a Simon & Schuster Special Sales al 1-866-506-1949 o a la siguiente dirección electrónica: business@simonandschuster.com.

La Oficina de Oradores (Speakers Bureau) de Simon & Schuster puede presentar autores en cualquiera de sus eventos en vivo. Para más información o para hacer una reservación para un evento, llame al Speakers Bureau de Simon & Schuster, 1-866-248-3049 o visite nuestra página web en www.simonspeakers.com.

Diseñado por Leigh McLellan Design

Impreso en los Estados Unidos de América

10 9 8 7 6 5 4

ISBN 978-1-4516-5787-6

Contenido

. . . .

Dedicatoria

Dedico este libro a mis familiares y amigos
que me han apoyado a mí y han creído en
mis sueños, pero especialmente, a mi madre y mi
padre, que siempre me alentaron y apoyaron.

Ellos hicieron un gran énfasis en la educación,
y me inculcaron la importancia del trabajo duro y de
ayudar a los demás. También me gustaría agradecer
a mis pacientes por brindarme la motivación para
pensar de una forma novedosa, con la esperanza de
hacer de este mundo un lugar más sano y feliz.

Agradecimientos

Siento una profunda gratitud hacia Maggie Greenwood-Robinson. Sin su persistencia e interminables horas de dedicación a este proyecto, no podría haber escrito el libro que ustedes tienen en sus manos. También me gustaría agradecer a las muchas personas que contribuyeron a crear este programa y los materiales de apoyo.

Espero que este libro les ayude a hacer del mundo un lugar más sano y feliz. ¡Nunca es demasiado tarde para estar en forma y verse fabulosas!

La Dieta de 17 Días

PRIMERA PARTE

La dieta de 17 días

1

Dame solo 17 días

· ·

Puedo resumir la dieta de 17 días en dos palabras: resultados rápidos. Dependiendo de tu peso y de tu metabolismo al comenzar, puedes esperar perder de 10 a 12 libras en los primeros 17 días. Por supuesto, mientras más lejos estés de tu peso ideal, más peso perderás inicialmente.

No nos engañemos: cuando comienzas una dieta, quieres ver resultados inmediatos en la forma como te ves y te sientes. Esto se debe a que nuestra sociedad está orientada hacia lo inmediato; queremos algo, y lo queremos ahora mismo. Lo mismo se aplica para la pérdida de peso. Nos impacientamos cuando no perdemos libras con la rapidez que esperábamos. Entonces nos parece más fácil renunciar a la dieta que seguirla.

Esta dieta está diseñada para producir resultados rápidos, pero no porque pases hambre, sino porque el cuidadoso equilibrio entre comida y ejercicio hará que tu cuerpo se sincronice metabólicamente para que quemes grasa día tras día.

Otra cosa importante: la parte de la reducción de peso de esta dieta está limitada a ciclos de solo 17 días, para que no te desmoralices pensando que vas a hacer dieta durante meses interminables.

Tampoco llegarás a un punto muerto, algo que podría suceder con otras dietas. La dieta de 17 días hace que tu cuerpo y tu metabolismo se mantengan adivinando. A esto le llamo "confusión del cuerpo". En cada ciclo de 17 días, cambiarás tu conteo de calorías y los alimentos que comes. Al cambiar estos aspectos, evitas que tu cuerpo se adapte, haciendo que sea menos probable que la balanza se quede marcando los mismos números. El bono adicional: nunca te cansarás. Y es divertido ver cómo desaparecen esas libras. ¡Así que la confusión es buena!

Al final de los primeros 17 días, pasarás a un segundo ciclo de 17 días, luego a un tercero, y finalmente entrarás en el Ciclo de estabilización del peso de la dieta, en el cual podrás comer una mayor variedad de alimentos, incluyendo tus favoritos, *dentro de límites razonables*. (No quiero que te atiborres de nuevo con los bufetes donde comes todo lo que puedes).

Ya sé que estás pensando: ¿será posible perder libras de una manera rápida y saludable al mismo tiempo? Si lo haces bien, sin sacrificar una nutrición adecuada, la respuesta es sí.

A pesar de lo que muchos nutricionistas han asegurado durante años, las dietas de pérdida rápida de peso pueden ser saludables si se hacen correctamente, y pueden hacer maravillas al reducir libras y pulgadas en unos pocos días. Las últimas investigaciones sugieren que mientras más rápido bajes de peso, más tiempo podrás mantener el peso alcanzado a raya. Esta es una razón que debe alegrar a todas las personas que hacen dietas. Además, si te sientes mal porque recientemente aumentaste mucho peso o porque aumentaste ocho libras después de un fin de semana festivo o de haberte atiborrado de helados, esta dieta puede ponerte rápidamente en el camino adecuado.

La dieta de 17 días le da a tu cuerpo el arranque perfecto y una pérdida rápida de peso que te dará un poderoso impulso mental. Me concentraré de lleno en hacer que seas delgada con la mayor rapidez posible. Y cuando lo hagas, piensa que no tendrás que seguir cargando el equivalente a dos sacos de

DOCTOR, ¿PODRÍA DECIRME MÁS, POR FAVOR ?

¿Gran parte del peso que pierda no será agua?

¡Sí! Y eso es fantástico, porque el agua también es peso. Nunca desestimes esas libras adicionales como "peso de agua", ya que ésta es una actitud de autoderrota. En términos cosméticos, el peso de agua puede esconder pérdida de grasa y ser particularmente frustrante. Cuando tu cuerpo retiene agua, esto significa que hay más agua en tu sangre y que tu corazón tiene que trabajar más duramente para bombear todo ese volumen adicional. Una vez que haya desaparecido el exceso de fluidos, lo mismo sucederá con tu inflamación. Comenzarás a verte mucho más delgada en tres o cuatro días. Y lo más probable es que te sientas mucho más liviana y motivada para monitorear lo que comes.

cemento de 40 libras en tu cuerpo. El botón de tus jeans ya no se desprenderá ni saldrá disparado contra la pared. Ya no tendrás que vestir ropa con elásticos expandibles en la cintura. Esta dieta hará que te veas delgada, saludable y con curvas, y no te apresuraré a adelgazar ni a que sigas el implacable régimen de ejercicios que siguen los marines.

Pero tendrás que aceptar que no será una dieta de placer. Tendrás que dejar de comer comida chatarra o poco saludable. Tendrás que comer vegetales, frutas y carnes magras.

No te pediré que reivindiques al aficionado a la comida que hay en tu

LA CIENCIA DICE: Lento no es necesariamente mejor

La sabiduría convencional dice que la pérdida rápida de peso conduce a una recuperación rápida del peso perdido. Sin embargo, una nueva generación científica muestra que lo lento no es necesariamente mejor.

Ponte en forma de manera rápida. Un estudio realizado por la Universidad de Florida en 2010 sugiere que la clave para una pérdida de peso y su mantenimiento a largo plazo es perder peso rápidamente, y no de manera gradual. De 262 mujeres obesas de edad madura, las que perdieron peso con rapidez fueron aquellas que rebajaron más de dos libras por semana. Comparadas con otras que perdieron peso de manera más gradual, las que lo hicieron con rapidez, perdieron una mayor cantidad de peso, mantuvieron su pérdida de peso por más tiempo y tuvieron menos probabilidades de recuperar las libras perdidas. Estos hallazgos fueron publicados en la *Revista Internacional de Medicina Conductista*.

Perder grasa abdominal. Hay dos tipos de grasa abdominal: la primera se acumula alrededor de los órganos internos (también conocida como grasa visceral). Éste tipo de grasa aumenta la presión arterial y los niveles de colesterol, así como el riesgo de diabetes, de Alzheimer e, incluso, algunos tipos de cáncer. La grasa visceral es mucho más peligrosa que la grasa en cualquier otra parte del cuerpo.

El otro tipo se acumula justo debajo de la piel y es conocida como grasa subcutánea abdominal, la cual produce una panza de la cual es difícil deshacerse. En un estudio finlandés publicado en la *Revista Internacional de Obesidad y Desórdenes Metabólicos Relacionados*, una dieta de pérdida rápida de peso durante seis semanas, redujo la grasa visceral y abdominal en un 25 por ciento y la grasa cutánea abdominal en un 16 por ciento.

interior y que descubras razones emocionales para explicar por qué eres gorda. Pero sí te pediré que reduzcas tus porciones de alimentos, que suspendas el consumo de alimentos grasosos, dulces y salados, y que comiences a moverte. No te desmayarás de hambre ni irás a la cocina a medianoche a atracarte de Froot Loops y de galletas, helados ni golosinas. Puedes hacer esta dieta porque cualquiera puede hacer cualquier cosa durante 17 días.

La maravilla de este programa es que no te sentirás desanimada ni aburrida por la posibilidad de seguir una dieta que parece durar una eternidad. Puede ofrecerte resultados que pasarán la prueba del tiempo del mismo modo en que las dietas a largo plazo enfatizan en disminuciones de peso deprimentemente bajas. Te encantará el hecho de que en 7, en 10 o en 17 días, serás más delgada. Y lo más probable es que te sentirás mucho más liviana y con una increíble cantidad de energía.

La dieta de 17 días se puede hacer fácilmente, a diferencia de muchas otras dietas, que son un poco menos complicadas que la lista a revisar antes del lanzamiento de un transbordador espacial.

¿Puedes darme entonces 17 días?

Si es así, felicitaciones. No te arrepentirás.

¿Qué viene a continuación?

¿En qué consiste la dieta de 17 días? La explicaré en detalle en los próximos capítulos, pero a manera de un resumen muy rápido, diré que la dieta de 17 días es una forma divertida y fantástica de comer, diseñada para bajar de peso con rapidez. Está basada en unos principios muy simples, uno de los cuales es comer alimentos que favorezcan la quema de grasas y que son buenos para tu sistema digestivo.

Quiero enfatizar que el exceso de peso siempre es señal de un desequilibrio nutricional y metabólico. Contrario a la creencia popular, no es estrictamente una cuestión de cuánto ejercicio hagas ni de cuánto comas. Más bien, es una cuestión de qué tipos de alimentos se consuman, cómo se digieran, asimilen y sean metabolizados. Si cualquiera de estos componentes de una buena nutrición está en entredicho, entonces el cuerpo se alimentará adecuadamente a nivel celular, la función metabólica se reducirá y las toxinas se acumularán. Entonces, para perder peso con rapidez, necesitamos mejorar la digestión y el metabolismo. Esto es lo que hace la dieta de 17 días.

Confía en mí, te gustará tanto perder unas libras con rapidez que decidirás seguir con esto. Después de los primeros 17 días, siguen otros 17, y luego otros: son tres ciclos seguidos por otro de mantenimiento, en los que comerás lo que quieras, especialmente los fines de semana. Esta es una visión general:

Visión general fácil y rápida de la dieta de 17 días	
Ciclos	**Propósito**
Ciclo 1: Acelerar (17 días)	Promover una pérdida rápida de peso al mejorar la salud digestiva. Te ayudará a eliminar el azúcar sanguíneo para estimular la quema de grasas y desestimular la acumulación de grasas.
Ciclo 2: Activar (17 días)	Reprogramar tu metabolismo por medio de una estrategia que incluya aumentar y disminuir tu consumo calórico para estimular la quema de grasas y ayudarte a prevenir estancamientos.
Ciclo 3: Adquirir (17 días)	Desarrollar buenos hábitos alimenticios por medio de la reintroducción de alimentos adicionales y acercarte a tu peso deseado.
Ciclo 4: Llegar (en curso)	Mantener tu peso deseado por medio de un programa de alimentación que te permita disfrutar tus comidas favoritas los fines de semana mientras comes de manera saludable durante la semana.

Cuando hayamos terminado con todo lo básico, te diré cómo seguir la dieta. Me muero de ganas de mostrarte todos sus componentes maravillosos para que comiences a verte en forma y fabulosa. Te recomiendo que vayas paso a paso para que no te confundas.

Tu cita conmigo

Creo que podría sacar un momento para presentarme. Soy un médico especializado en salud familiar. En el sistema de salud de Estados Unidos, la mayoría de las personas van primero a un médico como yo para todas las dolencias, desde infecciones a enfermedades crónicas. Me encanta la diversidad de la práctica familiar. Puedo tratar a un joven de dieciocho años que tiene gripe y luego a una mujer de noventa años con dolor en las articulaciones.

Me hice médico por las razones que lo hace la mayoría: porque quería salvar vidas, simple y llanamente. En el fondo de mi corazón, creo que un médico es mucho más que una persona que receta medicamentos o marca síntomas en una lista como si se tratara de la de un restaurante de sushi. Un médico debe tratar a todas las personas. Intento conocer a cada uno de mis pacientes como individuo antes de ponerle un estetoscopio sobre el pecho.

Administro mi consultorio de un modo diferente al de la mayoría. En la actualidad, tú gastas más tiempo esperando en la sala de exámenes que en la sala de espera. De hecho, gastas más tiempo en la sala de exámenes que la persona que la decoró. Es casi como ir a un restaurante y que te digan que aunque tienes una reservación, tienes que esperar un rato en el bar. La única diferencia es que nadie te ofrece un coctel en el consultorio médico, y tienes que ponerte una bata de papel azul que se abre por la parte de adelante.

La próxima vez que tengas que esperar en la sala de exámenes, te recomiendo que hagas algunas cosas divertidas para pasar el tiempo. Elabora posavasos con los bajalenguas y véndeselos a otros pacientes. O despega el papel de la pared sin dañar los diplomas.

Yo hago las cosas de un modo diferente en mi consultorio. Mis pacientes no tienen que esperar una eternidad. Muchas veces, ni siquiera se sientan en la camilla mientras hablo con ellos. Yo me siento en la camilla y ellos lo hacen en la silla cómoda. El papel que cubre la camilla de exámenes es fantástico para dibujar en él. A veces dibujo órganos para explicarles cosas a los pacientes.

Tengo 2000 pacientes, aunque no los veo a todos en un día. Muchos de ellos son mujeres, y el 80% de mis pacientes tienen sobrepeso; la mayoría lo saben. Una de las cosas que siempre me han parecido interesantes es que mis pacientes suelen quejarse de dolor en la espalda, en las rodillas o simplemente de fatiga. Antes de que yo pueda decir una palabra, ellos me dicen, "Sé que es porque estoy gorda". Los pacientes son inteligentes.

Desde que soy médico, siempre me he preocupado por la prevención, pues ésta es la puerta a la longevidad. No me gusta recetar medicamentos para problemas que pueden solucionarse con simples cambios en el estilo de vida.

Un buen ejemplo es el de una paciente a la que llamaré Sharon, de sesenta años. Sharon tiene diabetes tipo 2. Cuando comencé a verla, ella tomaba medicamentos por vía oral para la diabetes. Cuando siguió una dieta más saludable y comenzó a caminar frecuentemente con una amiga, dejó de tomar todos sus medicamentos. ¡Fue un gran triunfo!

Sharon vino a verme recientemente para su chequeo habitual. Revisamos los resultados más recientes de sus pruebas de sangre. Su azúcar estaba disparada. Su prueba A1C, que muestra el azúcar sanguíneo de un paciente en los últimos noventa días, estaba descontrolada.

¿Qué rayos había sucedido?

Mientras hablábamos, Sharon me dijo que ya no tenía con quién caminar, por lo que había dejado de hacer ejercicio.

"¡Caminaré contigo!", me ofrecí, pues no podía soportar ver cómo se deterioraba su salud. Y entonces me convertí en su compañero de caminatas. Poco después, varias personas se unieron a nosotros. A nuestro grupo lo llaman afectuosamente *Camina con tu médico,* y en algunas ocasiones tenemos más de cincuenta caminantes. Caminamos sin falta todos los martes y jueves por la mañana. A mí me encanta hacerlo, pues me alegra ayudar a que las personas lleven vidas plenas, saludables y activas.

Por supuesto, una parte fundamental de la prevención es el manejo del peso. El porcentaje de mortalidad debido a enfermedades del corazón, hipertensión arterial, derrame cerebral, diabetes y a todas las demás enfermedades relacionadas con la obesidad es realmente sorprendente. Los estudios relacionan incluso la obesidad con una función inmunológica deficiente. Esto hace que las personas con sobrepeso sean más susceptibles a infecciones y a contraer cáncer. La obesidad mata a muchos más americanos anualmente que lo que cualquier terrorista se atrevería a soñar matar.

DOCTOR, ¿PODRÍA DECIRME MÁS, POR FAVOR ?

¿Tengo que hacer ejercicio durante la dieta de 17 días?

Sí, pero no te pediré que sudes gotas amargas, que levantes pesas como un competidor olímpico ni que sientas ardor en los músculos. En otras palabras: no harás ejercicio de más. Como reducirás el consumo de calorías, deberás hacer menos ejercicio, pues de lo contrario, te sentirás demasiado extenuada y adolorida, especialmente durante los primeros dos ciclos. Sin embargo, te pediré que hagas un ejercicio fácil como caminar durante 17 minutos al día.

La dieta de 17 días va acompañada de un DVD de ejercicio llamado Rutina de Ejercicio de 7 Minutos, que puedes adquirir en nuestra página web, www .the17daydiet.com. Consiste en ejercicio cardiovascular y está dirigido a quemar grasas.

Así que cierra este libro. Haz esta rutina de ejercicios o camina 17 minutos. Luego regresa y abre el libro donde lo dejaste.

Todo el mundo sabe esto. Simplemente lo digo para que recuerdes que las cajas de helados y las bolsas llenas de papas fritas no valen la pena, pues reducen tu esperanza de vida.

Tenemos muchos problemas con las grasas trans, los azúcares baratos, el exceso de sodio, y los aditivos impronunciables que se les agregan a la comida chatarra, sustancias que hacen que tus arterias se obstruyan como tuberías oxidadas. Debido a todas las plagas que tiene la dieta americana, tuve que concentrarme en crear un programa que fuera seguro, efectivo y que produjera resultados rápidos pero duraderos. La gente tenía que perder peso y aprender a no ganarlo de nuevo. No quería decirles a mis pacientes que siguieran esta dieta o aquella porque muchas dietas no brindan un equilibrio nutricional, son difíciles de seguir o no funcionan con la suficiente rapidez para mantenerte motivada.

Fue así como surgió la dieta de 17 días. En ella utilizo los últimos conocimientos médicos sobre la nutrición, los alimentos y lo que el cuerpo necesita para una pérdida de peso exitosa y una buena salud.

Déjame agregar algo: deberías consultar a tu médico antes de comenzar este programa. Él sabe qué es lo mejor para ti. Gracias a mi experiencia con mis pacientes, la mayoría de las personas que llevan varios años fuera de forma pueden seguir la dieta de 17 días y tener éxito, aunque los resultados pueden variar.

La dieta de 17 días tiene otras cosas encantadoras

Independientemente de que tengas que bajar diez libras o cien, tener sobrepeso es una de las cosas menos agradables de la vida. Afecta cada aspecto de tu vida e incluso algunas cosas en las que nunca has pensado. Cuando pierdes peso, prácticamente todo en tu vida cambiará para bien. Hablemos de esto.

Adquiere un cuerpo saludable

Te vas a concentrar en perder libras y pulgadas. Algunos días podrás sentirte un poco desanimada si los números de la balanza no bajan lo suficientemente rápido, a pesar de que esta dieta ayuda a prevenir los estancamientos. Pero no hay nada por lo que debas desanimarte. Sucederán otras cosas maravillosas en tu cuerpo que no se verán en la balanza, como por ejemplo, cambios en tu presión sanguínea, tu azúcar en la sangre y la disminución de tu colesterol.

De acuerdo, sé que es probable que estas cosas no te importen ahora.

Simplemente quieres que el vestido negro y sexy que está en tu clóset te quede bien... ya sabes, el que te sentaba de maravilla hace varios años. Pero es importante entender que tu peso y tu salud no son temas separados. Tener sobrepeso es un síntoma de no tener buena salud. Concéntrate en tu peso y tu salud mejorará de manera instantánea. Piensa en lo que dicen los resultados de varios estudios investigativos sobre los efectos relativamente inmediatos que tiene una nutrición saludable en el cuerpo:

15 minutos: después de un desayuno saludable en la primera mañana, las señales de saciedad de tu estómago se han registrado en tu cerebro y te sientes satisfecha. La química interna de tu cuerpo está en su estado de actividad máxima a primeras horas de la mañana, así que tu desayuno será aprovechado al máximo. Si has eliminado de tu dieta alimentos procesados (pan blanco, cereales azucarados) y los has reemplazado por cereales integrales y proteínas magras como claras de huevo, así como con frutas frescas, deberías sentirte enérgica y mentalmente alerta incluso después de la primera comida.

3 horas después: las paredes de tus arterias pueden expandirse lo suficiente para aumentar el flujo sanguíneo a los tejidos y órganos de tu cuerpo.

6 horas después: El HDL (el colesterol bueno) en tu sangre aumenta y empieza a combatir al LDL (el colesterol malo). Imagina que el colesterol LDL es un camión de reparto que deposita colesterol en los vasos sanguíneos y que el HDL es un camión de basura, que lo lleva de regreso al hígado, donde es procesado y eliminado.

12 horas después: tu cuerpo tiene finalmente la oportunidad de quemar la grasa que ha almacenado como energía porque has eliminado el azúcar. Si consumes mucha azúcar, tu cuerpo estará tan ocupado en procesarla que no tendrá tiempo para hacer el otro trabajo, que es el de ayudar a que tu cuerpo queme grasas. ¿Y adivina qué? La grasa terminará por permanecer en tu cuerpo.

16 horas después: tienes una noche de sueño reparador.

24 horas después: has perdido entre 1 y 2 libras, porque tu cuerpo ha comenzado a eliminar el exceso de agua y de toxinas de tu organismo.

3 días después: cuando tu cuerpo siente que está perdiendo peso, los números relacionados con la sangre (colesterol, presión sanguínea y azúcar en la sangre) comienzan a moverse en una dirección saludable.

1 semana después: los niveles de colesterol pueden haber disminuido de manera significativa. Habrá un mayor nivel de antioxidantes importantes para combatir enfermedades como la vitamina C y la vitamina E en tu torrente sanguíneo. Tus intestinos funcionarán mejor y deberás haber perdido al menos 5 libras.

2 semanas después: experimentarás una saludable disminución en la presión sanguínea si has sido diagnosticada con hipertensión. Espera haber perdido hasta 10 libras en este punto.

1 mes después: ya no es necesario remover trozos de comida chatarra de tu sangre. Ahora, los niveles de colesterol LDL en tu sangre pueden haber disminuido casi en un 30%, una disminución similar a la que ocurre con la ayuda de algunos medicamentos que sirven para disminuir el colesterol.

6 semanas después: has perdido tanto peso que no puedes comprar ropas nuevas y más pequeñas con suficiente rapidez. Sí, deberás haber perdido una cantidad de peso considerable (no sería inusual 20 libras), y tus niveles de colesterol sanguíneo y de triglicéridos habrán mejorado sustancialmente.

12 semanas después: muchos números significativos —colesterol, triglicéridos (grasa en la sangre), presión sanguínea, glucosa e insulina— deberían comenzar a normalizarse, si es que no lo han hecho por completo.

6 meses después: te sentirás más saludable porque tu cuerpo estará reteniendo más vitaminas y minerales. Como has reducido significativamente el consumo de azúcar durante un largo período, la producción de insulina se habrá normalizado, de modo que tu riesgo de desarrollar diabetes tipo 2 ha disminuido, ya que esto puede relacionarse con un mayor consumo de azúcar. Los niveles de energía han mejorado de manera significativa porque tu cuerpo ha entrado en un proceso de desintoxicación. Probablemente has alcanzado tu meta. El trabajo más difícil ha terminado, y ya es hora de que aprendas a comer correctamente para mantener esa silueta nueva y más delgada.

Es sorprendente lo que puede hacer una buena dieta, ¿verdad? ¿No quieres obtener todo esto? Pero quiero ser completamente honesto: si realmente quieres algo, encontrarás la manera de lograrlo. Así que si te encuentras diciendo,

---

CONSEJO PARA ADELGAZAR

Postura Párate derecha. Encorvarte no solo hace que tu estómago se vea más grande, sino que le da un descanso inmerecido a tus músculos más importantes. Si permaneces erguida y con el estómago hacia dentro, esto estimula el trabajo de los músculos abdominales y puede hacer que te veas más delgada de manera natural e instantánea.

"No tuve tiempo para preparar alimentos saludables", déjame preguntarte lo siguiente: ¿habrías sacado el tiempo si tu vida dependiera de ello? Claro que sí.

Ponte sexy

Si estás en buena forma física, tendrás más posibilidades de que te inviten a salir. En una encuesta realizada a 554 estudiantes universitarias, los investigadores notaron que las mujeres con sobrepeso tienen menos probabilidades de que las inviten a salir que sus compañeras. Aun más, tendrás una gran probabilidad de casarte si eres delgada. Las investigaciones muestran que las mujeres con sobrepeso tienen una probabilidad mucho menor de casarse que las mujeres con un peso normal, particularmente si el sobrepeso se presenta desde que son jóvenes adultas.

Perder peso también puede hacer maravillas en tu vida sexual. Investigadores de la Universidad de Duke realizaron un estudio con 187 adultos extremadamente obesos, a quienes se les preguntó sobre su vida sexual antes y después de haber perdido peso. Resultó que la proporción de mujeres que no se sentían sexualmente atractivas fue de un 68% antes de comenzar un programa de pérdida de peso a un 26% un año después. También se presentaron disminuciones semejantes en los porcentajes de mujeres que no querían que las vieran desnudas, tenían poco deseo sexual, evitaban los encuentros sexuales, tenían dificultades en su desempeño sexual o no disfrutaban del sexo. Entre los hombres, el sexo mejoró en casi todas las categorías, pero las mejorías fueron menos significativas, probablemente porque las mujeres le prestan mucha más atención a la apariencia que los hombres.

El mundo romántico gira en torno a la apariencia física. Si quieres tener una vida llena de amor y de sexo maravilloso, pierde peso.

Hazte rica

· · · · · · · · · · · · · ·

Ponte en forma y mejorarás tu situación financiera. Es considerablemente más costoso estar fuera de forma que estar en forma, especialmente porque te enfermas con mayor frecuencia y pagas cuentas médicas más altas. Las personas con sobrepeso, y particularmente las obesas, tienen mayores probabilidades de tener enfermedades costosas de tratar como diabetes, enfermedades del corazón y cáncer.

Y mientras digo esto, ¿sabías que tus posibilidades de empleo mejorarán si pierdes peso? Es cierto. Las personas con problemas de peso a veces no son contratadas. La apariencia es muy importante en el mercado laboral. Los empleadores creen que las personas gordas son perezosas, incompetentes, se mueven con lentitud y pueden tener bajos niveles de atención. Los estudios han demostrado que las personas gordas reciben salarios más bajos que los empleados que tienen un peso normal.

Detesto que discriminen a los gordos: eso está mal. Pero así es el mundo en el cual vivimos, y esta situación no cambiará pronto, así que haz algo al respecto. Pierde peso y no tendrás que verte en esta situación.

Las personas delgadas se ven mejor y, te guste o no, les pagan mejor. Si eres delgada y saludable, no tendrás problemas de ausentismo laboral. Podrás ser incluso más productiva en el trabajo y todo eso te ayudará a ganar más dinero. Así que si quieres vivir bien y pagar la hipoteca o el alquiler, pierde esas libras de más.

Si te parece que mi mensaje es demasiado franco, te pido disculpas por la forma, pero no por el contenido. Te digo esto porque me importas. Solo quiero que tengas una buena salud y que disfrutes tu vida al máximo.

EN 17: ¿Estás lista para ser completamente despampanante?

Toma este corto examen para ver si estás lista para seguir la dieta de 17 días. Una pérdida de peso exitosa y saludable requiere de una actitud mental adecuada. Marca la respuesta que mejor describa tu nivel de compromiso.

1. Cuando pienso en comenzar la dieta de 17 días, me siento emocionada.

   A. Sí   **B.** Un poco   **C.** No sé.   **D.** Creo que no.

2. Creo que el acondicionamiento y la pérdida de peso son muy importantes

   A. Sí   **B.** Un poco   **C.** No sé.   **D.** Creo que no.

3. Estoy decidida a comer de una manera más saludable.

   A. Sí   **B.** Un poco   **C.** No sé.   **D.** Creo que no.

4. Quiero verme mejor y sentirme más sexy.

   A. Sí   **B.** Un poco   **C.** No sé.   **D.** Creo que no.

5. Estoy dispuesta a seguir los programas de alimentación que ofrece este libro.

   A. Sí   **B.** Un poco   **C.** No sé.   **D.** Creo que no.

6. Comeré más frutas y vegetales.

   A. Sí   **B.** Un poco   **C.** No sé.   **D.** Creo que no.

7. Dejaré de tomar refrescos, comer caramelos y otros dulces mientras siga esta dieta.

   A. Sí   **B.** Un poco   **C.** No sé.   **D.** Creo que no.

8. Reduciré el consumo de alcohol.

   A. Sí   **B.** Un poco   **C.** No sé.   **D.** Creo que no.

9. Prepararé más comidas en casa y comeré menos por fuera.

   A. Sí   **B.** Un poco   **C.** No sé.   **D.** Creo que no.

10. Tomaré más agua.

    A. Sí   **B.** Un poco   **C.** No sé.   **D.** Creo que no.

11. Estoy dispuesta a reducir el consumo de alimentos que contengan harinas como pan blanco, pastas y cereales azucarados para el desayuno.

    A. Sí   **B.** Un poco   **C.** No sé.   **D.** Creo que no.

12. Estoy segura de que puedo seguir esta dieta al menos durante 17 días.

    A. Sí   **B.** Un poco   **C.** No sé.   **D.** Creo que no.

13. Comeré al menos tres comidas y un refrigerio al día.

    A. Sí   **B.** Un poco   **C.** No sé.   **D.** Creo que no.

14. No buscaré disculpas para sabotearme a mí misma.

    A. Sí   **B.** Un poco   **C.** No sé.   **D.** Creo que no.

continúa en la próxima página

15. Puedo comprometerme a hacer ejercicio al menos 17 minutos al día.

   A. Sí   **B.** Un poco   **C.** No sé.   **D.** Creo que no.

16. Puedo cambiar mis hábitos alimenticios y de salud por el resto de mi vida.

   A. Sí   **B.** Un poco   **C.** No sé.   **D.** Creo que no.

17. Entiendo que la dieta, la obesidad y las enfermedades crónicas están relacionadas.

   A. Sí   **B.** Un poco   **C.** No sé.   **D.** Creo que no.

Puntaje: Date 3 puntos por cada respuesta A; 2 por cada respuesta B; 1 por cada respuesta C; y 0 por cada respuesta D. Suma tu puntaje.

0 a 17 puntos: revalúa de inmediato tu compromiso para mejorar tu salud. Si no actúas con decisión ahora mismo, te esperan serios problemas de salud.

18 a 26 puntos: revisa tus respuestas y averigua si necesitas un refuerzo. Es probable que estés corriendo riesgos innecesarios con tu salud y que debas hacer un esfuerzo adicional para cambiar.

27 a 42 puntos: examina de nuevo tu deseo para permanecer en la dieta de 17 días. ¿Qué mejoras puedes hacer para aumentar tu puntaje? Solo necesitas un poco más de determinación y compromiso para ser más delgada y saludable.

43 a 51 puntos: estás lista para comenzar la dieta de 17 días y disfrutar del éxito: ¡Felicitaciones!

Debes creer que puedes hacer esto. No importa cuántas veces hayas fracasado en el pasado; tu pasado no es igual a tu futuro. Lo que importa ahora es concentrarte en lo que quieres, identificar aquello que necesitas obtener y tomar medidas para hacerlo. Tu salud y felicidad son importantes, así que debes permanecer siempre fuerte.

Resumen

- La dieta de 17 días es un programa de pérdida rápida de peso diseñado para producir una pérdida de peso satisfactoria y duradera.

- La mayoría de las personas pueden esperar perder de 10 a 15 libras durante los primeros 17 días.

- Diversas investigaciones han comprobado que los programas de pérdida rápida de peso son efectivos en ayudar a las personas a mantener el peso perdido.

- La dieta de 17 días funciona al mejorar la salud digestiva y metabólica.

- La dieta de 17 días está organizada en 4 ciclos, y cada uno trabaja en conjunto para ayudar a tu cuerpo a alcanzar su peso ideal y a estabilizarse en el mismo.

- Sé optimista y positiva. No importa cuánto peses ahora, deja de castigarte por eso. Hay muchas cosas en tu vida que pueden cambiar para bien: tu figura, tu salud, tus relaciones, tu estabilidad financiera y mucho más.

6 RAZONES PARA NO PREOCUPARSE POR SER GORDA

Una de mis pacientes bromeó recientemente sobre las ventajas de su figura voluminosa: "Puedo robar en las tiendas y esconder la mercancía en mi escote. Y no tengo que preguntarle a mi novio, "¿me veo gorda con esto?". Este comentario me hizo pensar en algunas de las ventajas de tener sobrepeso. Aunque no recomiendo que seas siempre gorda, la gordura tiene algunas ventajas. Las siguientes son seis formas en que estar "llenita" pueden inclinar la balanza a tu favor.

Huesos más sanos
Unas libras de más pueden combatir la osteoporosis, una enfermedad que produce fragilidad en los huesos y que tiene menos probabilidades de presentarse en mujeres con sobrepeso. Los huesos que soportan un peso considerable son más fuertes.

Corazones más saludables y menor riesgo de diabetes
Las mujeres con muslos más gruesos tienen un menor riesgo de enfermedades coronarias y de muerte prematura, según un estudio publicado en el *Diario Médico Británico*. Quienes tienen piernas delgadas, también tienen una mayor probabilidad de desarrollar enfermedades cardíacas. ¿Por qué? Porque una mayor cantidad de masa muscular en la parte inferior del cuerpo puede promover un mejor metabolismo. Además, un estudio de 2008 publicado en *Metabolismo celular*, encontró que la grasa acumulada alrededor de los muslos y caderas, llamada grasa subcutánea, realmente disminuye el riesgo de diabetes. Quienes tengan figura de pera se deben sentir orgullosas.

continúa en la próxima página

Piel radiante

Estudios recientes sobre mellizas han reflejado que la hermana melliza con más peso parecía más joven. Una cara delgada definitivamente puede añadir algunos años, así que tener unas cuantas libras de más puede contribuir a tener una apariencia más juvenil. También puede ayudar a llenar algunas de esas arrugas más pronunciadas que dicen a gritos, "¡estoy envejeciendo!".

Senos más grandes

Mientras más peses, más grandes serán. Los pechos están conformados básicamente por grasa, y las libras adicionales prácticamente se van directamente a los pechos. Desafortunadamente, cuando pierdes peso, la grasa pectoral es una de las primeras cosas en desaparecer.

Mayor fertilidad

¿Estás pensando en comenzar o en aumentar tu familia? Las mujeres con un peso por debajo de lo normal tienen una probabilidad 72% mayor de sufrir abortos espontáneos, según señala un estudio realizado en Londres. Más concretamente, las mujeres más delgadas de nacimiento presentaron un porcentaje mucho más alto de aborto en los tres meses iniciales del embarazo. Sin embargo, las libras de más que tienen las mujeres con sobrepeso demostraron tener el efecto contrario en su embarazo.

Metabolismo más rápido

¡No son las personas delgadas las que tienen un metabolismo más rápido, sino las personas con sobrepeso! Se requiere más energía para hacer que funcione algo de mayor tamaño, así que las personas más pesadas utilizan más energía para hacer lo mismo que hacen las personas con menor peso. Pero el metabolismo no es lo único que determina el peso, sino también cuánto comas y te ejercites.

La mejor razón de todas

Las personas que realmente están fuera de forma y comienzan a hacer ejercicio, se ponen en forma con mayor rapidez. El hecho es que tu cuerpo quiere estar en forma; quiere ser saludable; quiere que te veas bien, quiere verse despampanante. Así que, mientras menos en forma estés, más rápido responderá tu cuerpo a tu esfuerzo por perder peso.

2

Quema, nena, quema

sta es la parte del libro en la que explico por qué funciona la dieta de 17 días. No te preocupes, no caeré en el "lenguaje médico que confunde la mente". Sabes bien que los términos médicos son más intimidantes que la enfermedad, como la cefalalgia (dolor de cabeza) y la neumonitis (inflamación de los pulmones). La mayoría de la gente no tiene la menor idea de lo que dicen los médicos, quienes bien podrían estar dándoles las últimas investigaciones médicas o la receta para un cheesecake de chocolate en latín. Las personas no sabrían la diferencia.

Me esfuerzo bastante en explicar las cosas en términos cotidianos, aunque algunas veces sea difícil. Anteriormente acostumbraba explicarles a los pacientes los resultados de las pruebas sanguíneas en cinco minutos, pero finalmente se me ocurrió que yo tardé ocho años en entender eso, así que no puedo esperar que alguien lo entienda durante una visita a mi consultorio. De todos modos, no necesitas estudiar libros médicos para entender lo que dicen los médicos; simplemente mira programas de televisión y películas.

Regresando al tema de la dieta: déjenme citar la historia de Rita. Si yo mencionaba la pérdida de peso, ella se marchaba. A Rita, quien tenía unas 25 libras de sobrepeso, le asustaba profundamente continuar subiendo de peso. Pero ella no estaba preparada para confrontar este asunto como debería hacerlo. La idea de hacer una dieta y de bajar de peso lentamente le resultaba frustrante, así que ella siempre se resistía. Pero la dieta de 17 días le gustó. Le pareció rápida y fácil de hacer: lo es. Rita decidió intentarla.

Esto fue lo que dijo: "¡No puedo creer lo bien que funcionó la dieta de 17 días! Perdí 10 libras en los primeros 17 días y me siento llena de energía. ¿Por qué? ¿Cómo funciona?".

Básicamente, Rita quedó enganchada (en un sentido positivo) y ha utilizado la dieta para alcanzar su meta y permanecer allí. Ella se mantuvo motivada.

Yo le expliqué que para que una dieta y un programa de ejercicios fueran exitosos, deben ser seguros, fáciles de seguir y de incorporar. Deben tener un cierto equilibrio de nutrientes para activar la quema de grasas. Deben producir resultados durante un período de tiempo razonable y deben ayudar a iniciar un patrón de hábitos saludables que conduzcan a un control de peso por el resto de la vida. La dieta de 17 días puede ayudarte a lograr todo esto y más. Lo que sigue es un cuidadoso análisis de los elementos que hacen que esta dieta funcione.

¿Qué comes en la dieta de 17 días?

Déjame decir primero que la nutrición es muy confusa, incluso para los médicos. Todo es bueno o malo para ti y esto puede cambiar de un momento a otro cada vez que aparece una nueva investigación. Es probable que una semana el brócoli duplique la esperanza de vida, pero podría ser el fin de ésta una semana después.

Hace varios años, los arándanos se convirtieron en la fruta preferida, pues eran considerados como la respuesta a todo, desde rejuvenecer el cerebro hasta inhibir el crecimiento de células cancerígenas. Ahora se les agrega a los cosméticos. Y si pueden evitar que tu cerebro envejezca, ¿por qué no agregarlas a una crema para la piel? Es probable que los arándanos también detengan las arrugas.

Creo que has estado viviendo en una caverna si no sabes que las proteínas magras, las frutas, los vegetales y los cereales en pequeñas cantidades son naturalmente buenos para ti. La dieta de 17 días está basada en estos alimentos. Esta es una razón por la cual la dieta no es una moda, pues está basada en alimentos realmente saludables, lo que todos deberíamos comer, pero no lo hacemos.

Gracias a estos alimentos maravillosos, hacemos que el cuerpo almacene lo bueno (nutrientes que contribuyen a la salud) y que elimine lo malo (grasas y toxinas) al entrenar de nuevo a tu sistema digestivo y a tu metabolismo.

Se han escrito muchos libros extensos e informativos sobre la nutrición y sobre cómo funciona en el cuerpo. Para efectos de este libro, explicaré lo que necesitas saber sobre los nutrientes que requiere tu cuerpo para perder peso, y lo haré en los términos más básicos y claros posibles.

Disfruta de mucha proteína

La dieta de 17 días es generosa en proteínas. Sin embargo, no estoy diciendo que comas 27 huevos y 18 lonchas de tocino llenas de grasa. Me refiero a alimentos magros como pollo, pescado, carnes magras y otros alimentos ricos en proteínas.

La proteína es una gran quemadora de grasas por seis razones:

1. Digerir las proteínas requiere de más energía (calorías) que digerir carbohidratos o grasas. Sin embargo, tu cuerpo quema unas pocas calorías adicionales después de comer proteínas.

2. Incluir una buena cantidad de proteínas en tu dieta estimula uno de los mecanismos para quemar grasas de tu cuerpo: la producción de la hormona glucagón. El glucagón le ordena a tu cuerpo que lleve la grasa alimentaria a tu torrente sanguíneo y que la utilice como energía en lugar de simplemente almacenarla.

3. Consumir suficiente proteína te ayuda a preservar una masa muscular magra que de otra manera se perdería en una dieta de pérdida rápida de peso. Por supuesto, mientras más músculos magros tengas, más calorías quemarás, incluso mientras no te muevas.

4. Comer proteínas ayuda a nivelar el azúcar de tu sangre, así no tendrás altibajos con respecto a tu energía.

5. Consumir suficiente proteína estimula tu metabolismo, algo que hace incrementando la acción de tu glándula tiroides. (Una de las principales funciones de la tiroides es regular el metabolismo).

6. Incluir proteína en las comidas ayuda a saciar tu apetito para que no te atraques de comida.

Aventúrate con los vegetales

Si no has comido vegetales desde que tenías once años, dediquemos un segundo a este asunto de "odio los vegetales".

¿Odias todos los vegetales? ¿No hay ninguno que te guste, sin importar cómo esté preparado? Si eliminas los vegetales de tu dieta, estarás eliminando algunos nutrientes muy importantes y limitando mucho tus opciones alimenticias. Y los vegetales están llenos de fibra, vitaminas y minerales. Así que rechazarlos es una mala idea. ¿Por qué no prepararlos con hierbas y especias para que tengan mejor sabor?

Disculpa que suponga esto, pero creo que tú, al igual que miles de personas con las que he hablado, creen que para perder peso hay que sobrevivir con zanahorias y apio en barras. Pero la antigua mentalidad de "mantén siempre barras de apio para masticar" ha desaparecido para siempre. ¿Te sientes aliviada?

Hay cientos de vegetales diferentes que puedes comer, incluso si tienes que camuflarlos en sopas o en salsa para espaguetis. Y puedes comer puñados de ellos sin ganar ningún peso. Si quieres cambiar tu cuerpo y ser más delgada, fuerte y saludable, tienes que comer vegetales. Un estudio realizado en marzo de 1999 por el Laboratorio para el Metabolismo de la Energía de la Universidad de Tufts, encontró que las personas que hacían dieta y comían la mayor variedad de vegetales tenían la menor cantidad de grasa corporal. Necesitas comer vegetales si quieres adelgazar. Vegetales = delgada. No vegetales = flácida.

Muchas de mis pacientes han desarrollado un gusto por vegetales frescos de hojas verdes, pepinos, tomates, cebollas rojas, zanahorias, champiñones y muchos otros. Algunas se han convertido incluso en fanáticas de la salud que solo introducen el tenedor en el aderezo para ensalada a fin de reducir drásticamente el consumo de calorías.

Los siguientes son otros beneficios adicionales. Consume vegetales y:

- Estarás llena de energía durante todo el día.
- Mejorarás tu digestión y eliminación de alimentos porque los vegetales son ricos en fibra. Los alimentos ricos en fibra controlan el apetito y ayudan a prevenir que el exceso de calorías sea almacenado como grasa.
- Tendrás una piel radiante. A tu piel le encantan las vitaminas y los minerales, y obtendrás la mayoría de estos nutrientes de los vegetales.
- Te ayudará a prevenir enemigos mortales como el cáncer y las enfermedades del corazón, porque los vegetales son ricos en antioxidantes que combaten las enfermedades.

Así que ya me has oído: ¡debes comer vegetales!

Olvídate de los alimentos ricos en azúcar

Las frutas pueden parecer un alimento adecuado para una dieta porque son bajas en grasas, pero el siguiente es un ejemplo de cómo el consumo excesivo de un alimento bueno puede sabotear tu dieta. Ciertas frutas como la piña, la sandía y las bananas son ricas en azúcar y no estimulan la pérdida de grasa. Una cantidad excesiva de azúcar proveniente de cualquier fuente puede hacer que tu cuerpo convierta más de lo que comes en libras que terminan alojadas en los muslos.

No voy a pedirte que elimines todas las frutas. Simplemente consúmelas con moderación: solo dos porciones de fruta al día. En los dos primeros ciclos de la dieta de 17 días, consumirás bayas, manzanas, naranjas y toronjas, que no tienen mucha azúcar. De este modo, el sabor dulce que domina tu boca será reemplazado por el sabor a frutas.

Restringe los carbohidratos

Los carbohidratos son alimentos energéticos. Sin ellos, te sentirías mareada, malhumorada y muy cansada, y nadie quisiera estar a tu lado. Durante el furor de las dietas bajas en carbohidratos, se consideraba que todos eran malos y engordaban. La gente suspendió todo tipo de frutas, arroces y pastas y, básicamente, solo consumían proteínas. El problema es que tienes que consumir una gran cantidad de proteínas y de grasas para no sentir náuseas.

Sin embargo, no todos los carbohidratos son iguales. Hay carbohidratos malos, elaborados básicamente con azúcar, o excesivamente refinados como el pan blanco, el arroz blanco y la pasta normal. El azúcar y los dulces son lo peor. Piensa en esto: consumimos más de 12 veces la cantidad de azúcar que consumían nuestros bisabuelos. Esto equivale a unas 160 libras de azúcar al año por persona. Imagina ahora llenar la sala o el garaje de tu casa con 160 de esos paquetes de una libra que compras en la tienda. Trata de hacerte una idea clara. Digamos que no consumes tanta azúcar como los demás y que la has reducido a la mitad. Sin embargo, sigue siendo una gran cantidad, ¿verdad? La mayoría de las personas no saben que comen tanta azúcar. Casi toda está oculta en los alimentos procesados y empacados que comemos, así como en las bebidas.

Dependiendo del ciclo de la dieta de 17 días en el cual estés, puedes comer carbohidratos buenos: vegetales, cereales integrales y todo aquello a lo que no le hayan eliminado sus nutrientes.

Así que el tipo de carbohidratos que consumes es importante, pero igualmente lo es la cantidad. Puedes comer carbohidratos en exceso, incluso del tipo bueno, pero esto puede ser devastador para tus procesos metabólicos naturales. Por lo tanto, la dieta de 17 días tiene un nivel de carbohidratos entre bajo y moderado.

Muchas personas desconocen totalmente que pueden ser "sensibles a los carbohidratos". Cuando eres sensible a los carbohidratos, tu cuerpo ya no puede quemar grasas con efectividad y una buena cantidad de los carbohidratos que comes son procesados como grasas. La sensibilidad a los carbohidratos se presenta cuando:

- Consumes habitualmente mucha azúcar y carbohidratos refinados (galletas, bagels, pasta, cereales y postres azucarados, arroz y pan blanco). Desafortunadamente, esta sensibilidad aumenta con la edad. También pueden contribuir a crear resistencia a la insulina, una condición ligeramente inferior a la diabetes tipo 2. En la resistencia a la insulina, las células dejan de detectar la glucosa, así que esta sustancia no puede entrar a las células en busca de energía. El nivel de tu azúcar sanguíneo tiende a aumentar, te sientes más fatigada y ganas más peso, especialmente alrededor de tu cintura y tus pechos.

- Sufres estrés crónico. Nuestros cuerpos lidian con el estrés elevando los niveles de hidrocortisona, una hormona secretada por nuestras glándulas suprarrenales. Esto a su vez, lleva el exceso de glucosa y de insulina al torrente sanguíneo. El resultado es la resistencia a la insulina. Para tu fisiología, padecer estrés crónico es lo mismo que si comieras ponqué durante todo el día.

- Eres una mujer. Mientras los hombres queman carbohidratos para obtener energía, las mujeres tienden a almacenarlos como grasas. Esto sucede especialmente a medida que las mujeres envejecen. Las mujeres menopáusicas son más propensas a esto, pues no tienen estrógenos suficientes para lidiar con la hidrocortisona ni con su tendencia a hacer que el cuerpo almacene grasas. Puedes atribuirle esto a la biología femenina.

Los carbohidratos naturales no procesados se encuentran en los vegetales y las frutas permitidas en la dieta de 17 días. En el Ciclo 3, podrás introducir otros carbohidratos a la dieta, incluyendo arroz integral, harina de avena, cereales integrales, camotes, papas y otros carbohidratos naturales ricos en fibras.

CHEQUEO: ¿Eres sensible a los carbohidratos?

Lee las frases siguientes y marca "sí" o "no" con un círculo dependiendo de la respuesta más adecuada para ti.

1.	La mayoría del tiempo siento deseos de consumir carbohidratos y alimentos azucarados.	Sí	No
2.	He sido obesa casi toda mi vida y he intentado perder peso.	Sí	No
3.	Soy una mujer mayor de 40 años.	Sí	No
4.	Sufro de depresión crónica o de ataques de depresión y de comer de forma compulsiva.	Sí	No
5.	A veces sufro de nerviosismo e irritabilidad.	Sí	No
6.	Cuando como azúcar, me siento cansada, aletargada y no pienso con mucha claridad.	Sí	No
7.	Casi siempre prefiero los carbohidratos a las proteínas.	Sí	No
8.	Mi dieta consiste en muchos alimentos procesados como pan blanco, pastas, dulces o cereales azucarados.	Sí	No
9.	Hago poco ejercicio o ninguno.	Sí	No

Si respondiste "Sí" a tres o más preguntas, es probable que seas sensible a los carbohidratos. Seguir la dieta de 17 días te ayudará a reintroducir gradualmente carbohidratos buenos a tu dieta en cada ciclo. Los frijoles y las lentejas (legumbres) no aumentan los niveles de azúcar en la sangre ni la insulina. Los vegetales almidonados como la calabaza, el maíz, los chícharos y los camotes, y las frutas como naranjas y manzanas, también son buenas y están recomendadas. Lo mismo sucede con el arroz integral, los camotes, la harina de avena y otros cereales ricos en fibra. Limita tus porciones a no más de dos al día. Ampliaré esta información en el Ciclo 3.

Escoge las grasas que quemen grasas

Las grasas en la dieta han sido culpadas por muchas enfermedades de la vida moderna: obesidad, enfermedades del corazón, cáncer, diabetes e hipertensión. Sin embargo, no todas las grasas son iguales. La mayoría de las personas saben ahora que deberían limitar el consumo de grasas saturadas presentes en los alimentos de origen natural, y evitar al máximo las grasas trans. Los alimentos procesados están llenos de grasas trans.

Las grasas poliunsaturadas que se encuentran básicamente en el pescado y en los aceites vegetales las llamo "grasas amigables". Se dice que mantienen tu piel nutrida y juvenil, reducen los niveles peligrosos de colesterol y de la presión sanguínea, contribuyen a la salud y al desarrollo cerebral y ocular, y tienen muchos otros beneficios para la salud, semejantes a los de una panacea. También promueven la pérdida de peso porque te mantienen más llena por un período de tiempo más largo. Esto evita que consumas demasiadas calorías.

Los ácidos grasos omega 3, que se encuentran en el pescado, estimulan tu metabolismo. Incluir algunas porciones semanales de pescado rico en omega-3 (salmón, atún, macarela o sardinas), y un menor consumo de calorías, ha contribuido a que las personas obesas pierdan más peso que si reducen simplemente las calorías, según un estudio publicado en la *Revista Americana de Nutrición Clínica*. Los investigadores concluyeron que el omega-3 hizo que las personas quemaran más calorías. Si no te gusta el pescado, toma 3 gramos de suplemento de aceite de pescado diariamente.

Las vitaminas de los alimentos

Es mejor obtener vitaminas de los alimentos. El cuerpo las absorbe con mayor facilidad y te sentirás más saludable. Las vitaminas, que tu cuerpo necesita en pequeñas cantidades, cumplen un papel importante en el metabolismo de los carbohidratos, proteínas y grasas. Las vitaminas que necesitas diariamente se encuentran de la siguiente manera en la dieta de 17 días:

Vitamina A: vegetales de hojas verdes, zanahorias, camotes, frutas y huevos.

Complejo de vitamina B: alimentos con proteína, cereales integrales, legumbres, frutas y vegetales.

Vitamina C: frutas y vegetales.

Vitamina D: pescado y alimentos lácteos bajos en grasas.

Vitamina E: cereales integrales, vegetales de hojas verdes y huevos.

No hay nada malo con tomar una pastilla diaria de multivitaminas. Al igual que muchos médicos, yo les recomiendo a los adultos que tomen dos vitaminas Flintstones al día, pero no más, **porque te encontrarás intentando frenar tu auto con los pies descalzos.**

DOCTOR, ¿PODRÍA DECIRME MÁS, POR FAVOR?

¿Existen suplementos naturales que pueda tomar en lugar de medicamentos para disminuir mi colesterol?

Sí. Una dieta estricta puede reducir tu colesterol entre el 10 y el 15 por ciento. La mayoría de los médicos coinciden en que las dietas funcionan mejor cuando se combinan con medicamentos para reducir el colesterol como los elaborados a base de estatinas. Las estatinas pueden disminuir el colesterol total y el LDL en casi una tercera parte al inhibir la producción de colesterol en el hígado.

Sin embargo, estos medicamentos tienen varios efectos secundarios. Los más comunes son los dolores musculares. Otras molestias incluyen dolor de cabeza, náuseas, debilidad, trastornos estomacales y dolores en las articulaciones. Todo el tiempo me encuentro con estos problemas.

Esto es lo que yo les recomiendo a los pacientes que no pueden tolerar las estatinas pero necesitan disminuir su colesterol. Les prescribo una combinación de niacina (una vitamina B), aceite de pescado y aceite de linaza en las siguientes cantidades:

- **Niacina:** 200 miligramos al día por dos o más semanas hasta que deje de causar enrojecimiento.
- **Aceite de pescado:** 3 gramos al día.
- **Aceite de linaza:** una cucharada al día (puede incluirse en el aderezo para ensalada).

Estas tres sustancias son suplementos naturales que puedes comprar en tiendas de productos para la salud o en la farmacia. Esta combinación tiene una gran capacidad de disminuir el colesterol, pero consulte siempre con su médico antes de automedicarse.

Los poderosos minerales

Los minerales son unas de las sustancias más pesadas, pero no te hacen pesada. Al contrario, te ayudan a adelgazar, especialmente el calcio, que puede acelerar el ritmo al que tu cuerpo quema grasas.

Al igual que las vitaminas, los minerales cumplen una función en el metabolismo. Pero hay una gran diferencia entre estos dos nutrientes, y es que los minerales forman parte de estructuras corporales como huesos, cartílagos y dientes, haciéndolos duros y fuertes. Mientras que las vitaminas ayudan a elaborar estas estructuras, no forman parte de ellas.

Los minerales que necesitas diariamente se encuentran en la dieta de 17 días del modo siguiente:

Hierro: carnes rojas, de aves, huevos, vegetales de hojas verdes y frutas.

Calcio: yogur, salmón, vegetales de hojas verdes y brócoli.

Cobre: carnes rojas y mariscos.

Magnesio: carnes rojas.

Fósforo: carnes rojas, de aves, pescados.

Potasio: frutas y vegetales.

Selenio: cereales integrales, pescado y huevos.

Zinc: mariscos, carnes rojas, cereales integrales y vegetales.

El beneficio de los "bichos"

No se trata del tipo de bichos que aplastas, fumigas o matas, sino de los probióticos, las bacterias amigables que viven en tu tracto intestinal. Tienes cien mil billones de bacterias en tus intestinos —diez veces más que el número de células— pertenecientes a quinientas especies diferentes, de las cuales doscientas pueden ser letales. Esto hace que seamos más microbios que seres humanos. Necesitas asegurarte de que tengas la cantidad suficiente de estas bacterias para combatir las malas.

Realmente suceden dos procesos. El primero es que las bacterias buenas ayudan a que tus paredes intestinales construyan una barrera contra las bacterias malas. La segunda es que las bacterias buenas son como los rehenes que negocian en las películas: hablan con las bacterias malas para evitar que éstas se pongan violentas. Las bacterias malas saben que las buenas hablan en serio, así que deponen las armas y agitan sus banderas blancas.

Las bacterias buenas hacen incluso más: los probióticos pueden ayudarnos a perder peso, según varias investigaciones recientes que suministran pruebas de que una parte del problema de la obesidad puede obedecer a un desequilibrio de bacterias en los intestinos.

Los científicos todavía están investigando la razón, pero muchos expertos creen que las personas que tienen ciertos microbios pueden obtener más calorías de los alimentos y, por lo tanto, acumular más grasas que aquellas personas que tienen otro tipo de bichos. Si tus bacterias son muy eficientes, extraerán toda la energía posible (calorías) de lo que comes. Si manipulas estas bacterias con dietas o medicamentos, cambiarías la cantidad de calorías que ellas absorben. Esto podría ser una estrategia para combatir la obesidad.

En la dieta de 17 días disfrutarás de alimentos que contienen probióticos, los cuales hacen que tu cuerpo digiera los alimentos y extraiga las calorías. Algunos alimentos que contienen probióticos son el yogur, el kéfir, el miso, el tempeh y otros.

Los activos líquidos

Deberías tomar ocho vasos de agua pura de 8 onzas diariamente mientras sigues la dieta de 17 días. Tomar esta cantidad de agua es esencial para perder peso.

En primer lugar, ocupará tanto lugar en tu estómago que no querrás comer nada.

En segundo lugar, el agua también ayuda a que tu cuerpo metabolice las grasas acumuladas. Sin agua, tus riñones no podrán funcionar adecuadamente. Y cuando esto sucede, el hígado tiene que hacer su trabajo. Una de las principales funciones del hígado es metabolizar las grasas acumuladas en energía que el cuerpo pueda utilizar, pero si el hígado ha realizado una parte del trabajo de los riñones, no podrá funcionar al máximo de sus capacidades. Entonces, metabolizará menos grasa, haciendo que una mayor cantidad de grasa permanezca acumulada en el cuerpo, deteniendo así la pérdida de peso.

El agua también ayuda a que el cuerpo elimine desperdicios durante la pérdida de peso. Durante la pérdida de peso, el cuerpo tiene que eliminar muchos otros desperdicios, y el agua ayuda a eliminarlos.

Es sorprendente, pero tomar una gran cantidad de agua es el mejor tratamiento para la retención de líquidos. Cuando el cuerpo recibe menos agua, percibe esto como una amenaza a su supervivencia y comienza a almacenar cada gota. Entonces el agua es almacenada fuera de las células, produciendo inflamación en los pies, piernas y manos. La mejor solución para superar el problema de retención de agua es darle a tu cuerpo lo que necesita: mucha agua. Solo entonces el agua acumulada podrá eliminarse.

Así que toma mucha agua y muy pronto serás la persona más delgada entre muchas.

CUIDADO: **Agua negativa**

Los siguientes líquidos, a los que llamo agua negativa, no se incluyen en la cantidad de agua que debes beber diariamente.

Café*

Té*

Refrescos dietéticos*

Refrescos normales

Bebidas energizantes

Jugos

Bebidas deportivas (diluidas con agua: mitad agua y mitad bebida deportiva si eres deportista y utilizas estos productos)

Aguas saborizadas

El café y el té están permitidos en la dieta de 17 días, pero no están incluidos en los ocho vasos de agua.

Mención especial sobre líquidos: El té verde y el café

Para mayores beneficios en la pérdida de grasa, otra bebida recomendada es el té verde, aunque técnicamente es un agua negativa. Las catequinas, unos químicos naturales que se encuentran en el té verde, aumentan la quema de grasas y estimulan la termogénesis, el proceso de quema de calorías que ocurre al digerir y metabolizar los alimentos.

El té verde es también uno de los alimentos que puede bloquear la angiogénesis (me disculpan si tengo que utilizar esta palabra técnica). La angiogénesis es un proceso de crecimiento de los vasos sanguíneos. Por ejemplo, la angiogénesis que acumula sangre para los tumores, puede hacer que éstos crezcan. Los científicos han descubierto que la angiogénesis cumple la misma función que los tejidos adiposos o grasos: crea un suministro de sangre a los tejidos grasos para que puedan crecer. Los tejidos grasos y el cáncer se alimentan de oxígeno suministrado por estos nuevos vasos sanguíneos.

Varios informes científicos maravillosos publicados en las revistas más serias sostienen que hay algo en el té verde que inhibe la angiogénesis. Todavía no se ha dado un dictamen definitivo sobre esto, pero mientras tanto, sugiero que bebas tres tazas de té verde al día.

Aunque los médicos deberían dar un ejemplo, confieso que no tomo mu-

DOCTOR, ¿PODRÍA DECIRME MÁS, POR FAVOR

¿Puedo tomar alcohol en la dieta de 17 días?

Sabía que ibas a preguntarme eso. El alcohol realmente puede hacerte bien. Importantes estudios han concluido que el consumo moderado de alcohol reduce a la mitad el riesgo de ataque al corazón, especialmente porque quienes lo toman tienen casi un 15% de niveles más altos de colesterol HDL que quienes no lo toman, lo que previene las enfermedades del corazón al limpiar las grasas acumuladas en los vasos sanguíneos. El alcohol con moderación significa una bebida al día: cinco onzas de vino, 12 de cerveza, o 1½ de licor fuerte.

Aunque el alcohol en pequeñas cantidades es bueno para el corazón, no lo es tanto para la cintura. El alcohol deshidrata e interfiere con la quema de grasas. El hígado tiene que trabajar más de la cuenta para metabolizar el alcohol, así que quemar grasas deja de ser su prioridad.

Cuando pases al Ciclo 3, podrás tomar una bebida al día. Ahora, no recomiendo que siempre mantengas una botella en tu escritorio y que bebas durante el día, pero sí recomiendo el consumo moderado, especialmente de vino tinto.

Uno de mis hobbies además del trabajo es disfrutar de un buen vino tinto, y debido a mi afición por beber y coleccionar vinos tintos finos, asisto a catas de vino con mis amigos.

El vino tinto contiene resveratrol (un poderoso antioxidante que se encuentra en la piel de las uvas), el cual neutraliza un gen de ciertas proteínas inflamatorias, las cuales circulan por tu torrente sanguíneo. Cuando hay un cuerpo extraño, como por ejemplo, la molécula tóxica de una infección o una toxina, la proteína la adhiere a las paredes arteriales. Esta adherencia estimula la inflamación, que puede producir obstrucción de las arterias, coagulación de la sangre, impotencia e, incluso, ataque cardíaco o infarto. Una copa de vino al día puede ayudar a prevenir todo esto. Así que, ¡salud!

cho té verde. Si lo hago, seguramente sea en un restaurante asiático. Pero prometo mejorar y tomar más té verde.

El café también está permitido en la dieta de 17 días. La cafeína hace que tu metabolismo funcione a toda máquina y también estimula el procesamiento de grasas en el cuerpo. La cantidad ideal es una o dos tazas al día.

¿Cuánto deberías pesar?

Debes tener una meta específica en mente cuando empieces la dieta de 17 días. En otras palabras, piensa cuál crees que sería tu peso ideal. Recuerda que no existe un peso "perfecto" porque todos tenemos cuerpos, estaturas y estructuras óseas diferentes. Sin embargo, existen "rangos de peso ideal", y yo intento seguir una ecuación simple:

Si eres mujer: toma 100 libras por los primeros cinco pies de tu estatura, y agrega cinco libras por cada pulgada para llegar a lo que debería ser tu rango ideal de peso. También necesitas tener en cuenta tu estructura corporal. Algunas personas tienen una estructura ósea más pequeña que otras. Si tienes una estructura ósea pequeña, réstale el 15 por ciento al peso de una persona con estructura ósea normal; si tienes una estructura ósea grande, agrégale el 15 por ciento a una estructura normal. Esto puede ser algo complicado para muchas personas, así que haré los cálculos por ti.

MUJERES		
Estructura ósea pequeña	*Estructura ósea mediana*	*Estructura ósea grande*
5' = 85	5' = 100	5' = 115
5' 1" = 90	5' 1" = 105	5' 1" = 121
5' 2" = 94	5' 2" = 110	5' 2" = 127
5' 3" = 98	5' 3" = 115	5' 3" = 132
5' 4" = 102	5' 4" = 120	5' 4" = 137
5' 5" = 106	5' 5" = 125	5' 5" = 144
5' 6" = 110	5' 6" = 130	5' 6" = 150
5' 7" = 115	5' 7" = 135	5' 7" = 155
5' 8" = 119	5' 8" = 140	5' 8" = 161
5' 9" = 123	5' 9" = 145	5' 9" = 167
5' 10" = 128	5' 10" = 150	5' 10" = 173
5' 11" = 132	5' 11" = 155	5' 11" = 178
6' = 136	6' = 160	6' = 184

HOMBRES		
Estructura ósea pequeña	*Estructura ósea mediana*	*Estructura ósea grande*
5′ = 94	5′ = 110	5′ = 127
5′ 1″ = 99	5′ 1″ = 116	5′ 1″ = 133
5′ 2″ = 104	5′ 2″ = 122	5′ 2″ = 140
5′ 3″ = 109	5′ 3″ = 128	5′ 3″ = 147
5′ 4″ = 114	5′ 4″ = 134	5′ 4″ = 154
5′ 5″ = 119	5′ 5″ = 140	5′ 5″ = 161
5′ 6″ = 124	5′ 6″ = 146	5′ 6″ = 168
5′ 7″ = 129	5′ 7″ = 152	5′ 7″ = 175
5′ 8″ = 134	5′ 8″ = 158	5′ 8″ = 182
5′ 9″ = 139	5′ 9″ = 164	5′ 9″ = 189
5′ 10″ = 145	5′ 10″ = 170	5′ 10″ = 196
5′ 11″ = 150	5′ 11″ = 176	5′ 11″ = 202
6′ = 155	6′ = 182	6′ = 209
6′ 1″ = 160	6′ 1″ = 188	6′ 1″ = 216
6′ 2″ = 165	6′ 2″ = 194	6′ 2″ = 223
6′ 3″ = 170	6′ 3″ = 200	6′ 3″ = 230
6′ 4″ = 175	6′ 4″ = 206	6′ 4″ = 237
6′ 5″ = 180	6′ 5″ = 212	6′ 5″ = 244
6′ 6″ = 185	6′ 6″ = 218	6′ 6″ = 251

Si eres hombre: Toma 110 libras para los primeros cinco pies de tu estatura, y suma seis libras por cada pulgada adicional para obtener el punto medio de lo que debería ser tu rango de peso corporal ideal. Si tu estructura ósea es pequeña o grande, haz lo mismo que en el caso de las mujeres.

¿Con qué frecuencia te debes pesar?

A muchas personas no les gusta pesarse, y los médicos saben esto. Cuando los pacientes se pesan en la balanza, creen que están viendo el peso de una per-

LA CIENCIA DICE: Utiliza tu cerebro para adelgazar

Los estudios médicos han demostrado que visualizarte en la forma física en la que quieres estar puede ayudarte a obtener un físico tonificado y esbelto. El cerebro piensa mucho en términos de imágenes. Si logras tener una imagen en tu mente, ya cuentas con una manera eficaz de hacer que eso suceda, así que es importante tener en tu mente la imagen de tu cuerpo perfecto para que puedas alcanzarlo.

Comienza a imaginar cómo sería tu vida si fueras una persona delgada y saludable. Podrás jugar, ser activa, realmente viva y disfrutar de vivir para tu familia. Podrás comprar ropa en las tiendas normales y no en las que venden ropas grandes; ya no te preocuparás si cabes o no en el asiento del avión. Ya no serás objeto de bromas ni la gente te juzgará. Y tampoco tendrás miedo de contraer diabetes, ataque al corazón, derrame cerebral ni otras condiciones relacionadas con el exceso de peso. Todas estas imágenes le dan a tu mente metas realistas para tratar de alcanzar.

sona completamente diferente, como si fuera Hulk Hogan. Como no dejamos que se pesen desnudas, las personas nos dicen que restemos dos libras por sus zapatos, una libra por las joyas y tres libras si han almorzado una hamburguesa Big Mac con papas fritas. Algunas personas se deshacen de esto más rápido de lo que desparece un Lexus dejado en la calle de una ciudad a medianoche, y se suben de nuevo a la balanza. Pero las balanzas de los médicos no mienten. Los pacientes tienen que aceptar la verdad. Sus cuerpos, sin consultar con ellos, han estado convirtiendo donas, pizza y helados en grasas.

Hablemos un momento sobre las balanzas. Tener una balanza en tu baño puede ser una herramienta invaluable para perder peso. Sé que otras personas recomiendan sacarla de la casa. Pero esas otras personas son delgadas o probablemente sean profesores de aeróbicos. Por lo tanto, no necesitan una balanza.

Si no usas una balanza, es probable que comiences a subir de peso sin saberlo. Entonces, cuando la enfermera te obligue a pesarte durante tu cita médica y la balanza marque 302 libras, entrarás en estado de shock.

Monitorear tu peso es una de las cosas más importantes que puedes hacer para evitar que suceda algo así. También es un hábito que ha ayudado a personas en el Registro Nacional para el Control de Peso —un grupo de varios miles de "perdedores exitosos"— a controlar su peso. Los participantes en el Registro han perdido al menos 30 libras y han mantenido su peso al menos por un año.

Pero también hay otras cosas que pueden decirte mucho sobre tu peso: la forma en que te queda la ropa, con qué facilidad puedes subir escaleras o cómo te ves en el espejo. Sin embargo, te recomiendo que te peses al menos cada semana, y definitivamente después de cada ciclo de 17 días. Pero evita pesarte decenas de veces al día esperando mejores resultados.

Así que elimina el frasco de dulces de tu escritorio. Es probable que seas menos popular entre tus compañeros de trabajo, pero estarás encaminada a una vida más liviana. Y eso es emocionante.

EN 17: Datos sobre la grasa

1. Un adulto promedio tiene cuarenta mil millones de células grasas.

2. La grasa es también uno de los tipos más abundantes de tejido en el cuerpo.

3. El tejido adiposo o graso es un componente dinámico, complejo y necesario de la vida.

4. Las niñas nacen con más células grasas que los niños.

5. En el momento en que eres adolescente, es probable que tengas todas las células grasas que vayas a tener el resto de tu vida.

6. La grasa aumenta cuando las células ya existentes se agrandan y cuando se crean células nuevas.

7. El número de células grasas puede aumentar, pero no disminuir.

8. Cuando pierdes peso, las células grasas existentes se encogen.

9. Las células grasas mueren, pero tu cuerpo las repone rápidamente en la misma cantidad.

10. Las células grasas son más grandes en las personas obesas.

11. Las células grasas se dividen en dos tipos: blancas y marrones. La blanca es el tipo que hace que tus jeans te queden muy apretados. La grasa marrón se encuentra en los bebés y tiene la capacidad de quemar energía.

continúa en la próxima página

12. Las células grasas, como las células cancerosas y otras células en el cuerpo, se alimentan de oxígeno con los nuevos vasos sanguíneos en un proceso conocido como angiogénesis. La grasa no puede expandirse sin que los vasos sanguíneos se expandan, así como una ciudad no puede expandirse sin ampliar sus carreteras. Los investigadores están estudiando si ciertas drogas para el cáncer pueden matar las células grasas para detener la expansión de la grasa del mismo modo en que matan los tumores.

13. Cuando haces ejercicio, las células producen una enzima que le ordena a los tejidos grasos liberar lo que tienen acumulado para que los músculos lo quemen.

14. El hígado almacena la glucosa de los alimentos en forma de glucógeno y la libera en el torrente sanguíneo cuando tu cuerpo necesita energía. Una vez que la glucosa se agota, el cuerpo comienza a quemar grasa.

15. Las células grasas segregan estrógenos, que están vinculados a ciertos tipos de cáncer, principalmente al cáncer de mama en mujeres posmenopáusicas.

16. La grasa corporal se acumula de pies a cabeza y se elimina de la misma manera.

17. La grasa corporal es como un traje de esquí: proporciona aislamiento contra el frío. Una desventaja de ser delgada es que podrías ser más propensa a sentir frío.

Resumen

- En la dieta de 17 días comerás alimentos saludables: proteínas magras, vegetales, frutas con bajo contenido de azúcar, carbohidratos naturales, probióticos y grasas saludables. Estos alimentos trabajan juntos para mejorar tu digestión y tu metabolismo.

- La dieta de 17 días te da los nutrientes que necesitas para una buena salud.

- La dieta de 17 días limita un poco los carbohidratos porque muchas personas son sensibles a ellos, una condición que interfiere con la pérdida de peso.

- El agua potable es vital para bajar de peso, así como también lo es beber té verde.

3

Ciclo 1:
Acelerar

· · · · · · · · · · · ·

Es posible perder hasta 10 o 12 libras durante los próximos 17 días, y podrás ver resultados impresionantes rápidamente si sigues al pie de la letra el Ciclo 1: Acelerar.

El problema con la mayoría de las dietas (además de las listas de alimentos aburridos y de la inevitable sensación de hambre) es que es difícil encontrar una que te ayude a perder peso rápidamente sin comprometer la calidad nutricional de tus comidas y, en última instancia, de tu salud y vitalidad. El Ciclo 1 te pone en el camino para adelgazar con rapidez y para mantenerte plena, enérgica y motivada.

En este ciclo, podrás comer una cantidad ilimitada de proteínas como carnes rojas, de aves, huevos y pescado, así como muchos vegetales. Pero limitarás el consumo de carbohidratos al reducir el pan blanco, las papas, las pastas, el arroz, el chocolate, las galletas y los postres azucarados y las golosinas. Las frutas y las grasas no están prohibidas, lo cual es bueno, porque ambos le agregan dulce y sabor a tu dieta.

El Ciclo 1 se llama Acelerar porque su propósito es provocar la pérdida rápida de peso de una manera saludable mediante la movilización de las reservas de grasa y la eliminación de agua y toxinas de tu sistema. Las siguientes son las cosas que este ciclo hará por ti:

- Reducir ligeramente el consumo de carbohidratos para que tu cuerpo utilice las grasas acumuladas.

- Aumentar el consumo de proteínas para que tu cuerpo comience a quemar grasas.

- Corregir la digestión inadecuada, una situación que puede impedir la quema de grasas.

- Ofrecer una pérdida de peso rápida desde el comienzo para que tengas el incentivo de seguir adelante.

- Eliminar el consumo de azúcar, dulces, carbohidratos refinados y otras sustancias que producen altibajos en el azúcar en la sangre. Una vez que hayas pasado este ciclo, tu cuerpo simplemente ya no sentirá ansia de esas sustancias. En este ciclo, eliminarás los alimentos que no le hacen bien a tu cuerpo.

- Eliminar toxinas de tu cuerpo. Los contaminantes en el cuerpo interfieren con la glándula tiroides, que ayuda a regular el metabolismo del cuerpo, y las células fabricantes de energía (las mitocondrias), que convierten combustible en energía.

Si alcanzas tu meta en los primeros 17 días, puedes pasar directamente al Ciclo 4: Mantenimiento. Si todavía tienes que perder más peso, pasarás al Ciclo 2: Activar, y podrás disfrutar de una mayor cantidad de alimentos por 17

LA CIENCIA DICE: Las toxinas y la tasa metabólica

No me sorprendería que nuestros hígados fueran diciendo por ahí: "¡No nos tienen el menor respeto!". Día tras día estamos expuestos a toxinas al tomar agua, comer algunos alimentos y otras fuentes. El hígado, el órgano principal del metabolismo, tiene que trabajar horas extras para desintoxicar estas sustancias y sacarlas del cuerpo. Por otra parte, estas toxinas se almacenan en las células de la grasa, y cuando empiezas a perder libras, las toxinas son liberadas en tu torrente sanguíneo.

Un equipo de investigadores de Quebec descubrió que cuando las toxinas son liberadas mientras las personas con sobrepeso están a dieta, su tasa metabólica, la velocidad a la que queman calorías, se ralentiza considerablemente, aun más que la desaceleración causada por la dieta. Afortunadamente, muchos de los alimentos, especialmente las frutas y los vegetales de la dieta de 17 días son verdaderos campeones en eliminar toxinas del cuerpo.

Fuente: *Revista Americana de Fisiología: fisiología reguladora, integrante y comparativa, 2001.*

días más. Y luego pasarás al Ciclo 3 durante otros 17 días, que es una versión más liberal de los dos primeros ciclos.

Y si estás esperando el día en que yo declare que los pudines son parte de tu dieta, ese día llegará con el Ciclo 4, diseñado para mantener las libras perdidas con la reintroducción de tus alimentos favoritos en tu vida.

El Ciclo Acelerar es la herramienta más útil que tienes en términos de dieta para lograr tu peso ideal y mantenerlo. Si tu dieta sale mal por alguna razón y recuperas el peso perdido, siempre puedes volver a este ciclo para encarrilarte de nuevo. Haz esto y estarás más cerca de tu peso ideal. Es una estrategia a corto plazo que te garantizará resultados a largo plazo.

Mi medidor de hambre/saciedad

Es probable que tus padres no te dejaran abandonar la mesa hasta que terminaras todo lo que tenías en tu plato. Ese fue un buen consejo cuando las porciones eran pequeñas y todo el mundo odiaba desperdiciar alimentos.

Pero actualmente, la mayoría de nosotros no sabemos cuándo tenemos hambre y cuándo estamos llenos. Perdemos esta capacidad en el momento de llegar al jardín infantil. Y eso es lo que nos está engordando.

Tengo una solución: el medidor de hambre/saciedad del Dr. Mike. Este medidor es algo así como la "escala de dolor" que te preguntan los médicos en el hospital.

Básicamente, calificas tu intensidad de hambre y saciedad en una escala. Esto no es una idea nueva; existen muchas escalas de hambre. Pero el problema con la mayoría es que quieren que califiques tu hambre en una escala de 0 a 10. Eso es demasiado complicado.

¿Cuál es la diferencia entre un 0 y 1 o entre 9 y 10? Pasarías tanto tiempo tratando de averiguarlo que no tendrías tiempo para comer.

Yo digo que es más fácil utilizar un índice de hambre de 1–2; y un índice de saciedad de 3–4. Mi escala funciona así:

Medidor de hambre

1. **Tengo un poco de hambre; siento mi estómago tan vacío como las promesas de un político.**

   Come ahora para no tener que pasar al nivel 2. Otros indicadores del hambre son: sonidos en el estómago, un ligero dolor de cabeza, temblores y pérdida de concentración. Si no sabes bien si realmente tienes hambre, probablemente no lo tengas. Es posible que estés confundiendo el hambre con el aburrimiento, la fatiga o la sed.

2. **Tengo tanta hambre que me comería una lata vacía de Spam. Mi estómago suena tan fuerte que un perro callejero se asustó. Tengo que conseguir algo para comer, y rápido.**
   No permitas llegar a este punto. Estarás comiendo un paquete de Twinkies y tomando Coca-Colas hasta perder la cuenta.

3. **Estoy comenzando a sentirme llena. Voy a parar ahora para que las golosinas no me llenen tanto.**
   Has entrado en esa zona agradable en la que ya no tienes hambre, pero tampoco estás llena del todo. Siéntete satisfecha en dejar un poco de espacio en tu estómago. Trata de mantenerte en este punto en las comidas, sin morirte de hambre, pero tampoco completamente llena.

4. **Estoy tan llena que tendré que acostarme en el sofá.**
   Has comido demasiado, incluso si todos esos alimentos son parte de tu dieta. Evita este extremo y practica la moderación. No te sientas obligada tampoco a limpiar el plato. Deja de comer tan pronto sientas que tu estómago está lleno. Esos bocados de más que estás tratando de no desperdiciar agregan calorías innecesarias.

A medida que transcurre el día y controlas tus horarios de comida, pregúntate cuánta hambre sientes o qué tan llena estás, basándote en mi medidor de hambre/saciedad. Tu objetivo es escuchar tu cuerpo, haciendo a un lado las señales externas como el reloj, y decir cuándo y cuánto debes comer.

Directrices generales para el Ciclo Acelerar

1. Sigue el Ciclo Acelerar durante 17 días. Si logras tu meta de pérdida de peso, pasa al Ciclo 4: Llegar. Si tienes que perder más peso, pasa al siguiente Ciclo 2: Activar.

2. Tu dieta consiste en proteínas magras, vegetales, frutas bajas en azúcar, alimentos probióticos como el yogur y las grasas buenas. Los alimentos que contienen almidón como las papas, las legumbres, el maíz, el arroz integral y la harina de avena no se permiten en este ciclo.

3. Retira la piel del pollo o pavo antes de prepararlo o cómpralos sin piel.

4. Sobre los huevos: puedes comer hasta dos al día. Sin embargo, no comas más de cuatro yemas por semana si tu médico te ha diagnosticado colesterol alto. Puedes comer claras de huevo sin restricción.

5. Disfruta de vegetales y frutas frescas tanto como sea posible. Para mayor comodidad, los productos congelados y enlatados están permitidos si se consumen con moderación. Sin embargo, no deben contener azúcar.

6. No comas frutas después de las 2:00 pm. Las frutas son carbohidratos. El momento en que comas carbohidratos es muy importante. Yo he descubierto que los carbohidratos consumidos a comienzos del día le suministran al cuerpo solo el combustible suficiente (en forma de glucógeno almacenado en los músculos) para energizar el cuerpo el resto del día. Verás que esto también mejorará tu cintura. Si comes carbohidratos por la noche, tu cuerpo tendrá más dificultades para quemarlos porque gastas menos energía en la noche, y esos carbohidratos podrían ser almacenados como grasas.

7. Evita el alcohol y el azúcar con el fin de ayudar a tu cuerpo a eliminar toxinas, mejorar la digestión y quemar grasas.

8. Adopta el hábito de beber té verde. Contiene un poco de cafeína, pero también sustancias que ayudan a quemar grasas.

9. Sobre los alimentos probióticos: Las investigaciones señalan que aumentan el sistema inmunológico y promueven la limpieza de las bacterias intestinales. Se cree que los alimentos probióticos también ayudan al cuerpo a quemar grasas. Si no te gusta el yogur, prueba el yogur con sabor a frutas sin azúcar o la leche cultivada, así como la leche con acidófilos baja en grasa (que sabe igual a la leche normal baja en grasa). Además, puedes obtener las bacterias buenas que necesitas. La mayoría de las tiendas naturistas venden cápsulas que contienen probióticos; sigue las instrucciones del fabricante para la dosificación.

10. Come despacio y solo hasta que estés llena; no sobrecargues tu estómago.

11. Bebe ocho vasos de 8 onzas de agua pura al día.

12. Haz ejercicio por lo menos 17 minutos al día.

Elimínalos: Lista de alimentos del Ciclo Acelerar

Proteínas magras

Aquí es donde recibirás una gran cantidad de tu poder para quemar grasas. Come todo lo que quieras de las siguientes proteínas; son regalos. La dieta de 17 días es alta en proteínas, ya que estimula la reducción de grasa corporal.

Pescado*

Salmón, enlatado o fresco

Lenguado

Platija

Bagre

Tilapia

Atún light enlatado (en agua)

*Opta por pescados naturales y no de cultivo, ya que pueden haber recibido antibióticos. Evita los pescados más grandes como el pez espada, tiburón, caballa y atún blanco. Son los más propensos a contener metales como metil-mercurio, que se considera una toxina.

Aves de corral

Pechuga de pollo

Pechuga de pavo

carne molida de pavo, magra

Huevos (2 huevos = 1 porción)

Clara de huevo (4 claras de huevo = 1 porción)

Vegetales de limpieza

Come todo lo que quieras de la siguiente lista. También son regalos. Yo los llamo vegetales de limpieza, ya que fomentan la desintoxicación en los intestinos, la sangre y el hígado, y suministran antioxidantes que protegen. Algunas menciones honorables son:

Coliflor, col, brócoli y coles de Bruselas, que suministran fitoquímicos importantes (sustancias que combaten enfermedades en las plantas), que ayudan a desintoxicar el hígado de productos químicos, medicamentos y contaminantes.

Los espárragos, las espinacas y el gombo (también conocido como quingombó, ocra, molondrón o bamia) son fuentes importantes de glutatión, un compuesto esencial que ayuda en la eliminación de toxinas solubles en grasa (lo mismo sucede con el pollo cocido).

La espinaca, el brócoli, los tomates y las coles de Bruselas son ricos en ácidos lipoicos, un poderoso antioxidante que destruye los radicales libres, los cuales son subproductos de la desintoxicación.

Las cebollas aceleran la descomposición de las grasas en los alimentos. Como consecuencia, tu cuerpo podrá eliminarlos con mayor facilidad que almacenarlos en las células grasas.

Los vegetales tienen propiedades diuréticas (que ayudan a perder peso de agua), y su capacidad para estabilizar el azúcar en la sangre evita que comas en exceso.

Las alcachofas tienen una serie de beneficios para la salud. Este vegetal tiene una alta puntuación en la escala de antioxidantes gracias a la presencia de cinarina y silimarina. Estas dos sustancias fitoquímicas se cree que reducen el colesterol, protegen a las células del hígado de las toxinas, mejoran la circulación y la producción de ácidos lipoicos y ayudan a la digestión. Ambos antioxidantes se encuentran en las hojas y en el corazón del vegetal.

Alcachofa
Corazones de alcachofa
Espárragos
Pimientos, verde, naranja, rojo, amarillo
Brócoli
Coles de Bruselas
Col
Zanahorias
Coliflor
Apio
Pepinos
Berenjena
Ajo
Ejotes
Vegetales de hojas verdes (incluidas las hojas de remolacha y nabo, y la col rizada)
Col rizada
Puerros
Lechuga, todas las variedades
Hongos
Gombo
Cebolla
Perejil
Cebolletas
Espinacas
Tomates
Berro

EN 17: Maximiza el poder saludable de las frutas y los vegetales

1. Compra vegetales frescos que estén firmes y no marchitos. Frescos = nutritivos.

2. Cuando compres frutas frescas, mira que no tengan golpes, ya que éstos desencadenan una reacción química que elimina los jugos y el contenido de los nutrientes.

3. Si compras ensalada empacada, asegúrate que haya una mezcla colorida de vegetales en el paquete. Mientras más colores, más antioxidantes y fitoquímicos tendrán los vegetales.

4. Selecciona siempre los vegetales y las frutas más brillantes y coloridos en los estantes. Cuanto más brillante sea el color, más vitaminas y nutrientes tendrán.

5. Compra lechuga de color verde. Las lechugas de hojas oscuras, como la romana, son más ricas en ciertas vitaminas del complejo B que las variedades más claras como la iceberg.

6. Compra algunos vegetales como cebolla y pimientos dulces en sus diferentes colores para una mayor variedad de nutrientes.

7. Compra frutas y vegetales frescos de temporada, pues su sabor y valor nutritivo se encuentra en sus máximos niveles.

8. Compra frutas y vegetales cultivados localmente cuando puedas. Tienden a ser más ricos en nutrientes, ya que vienen directamente del campo. (Una gran cantidad de nutrientes se pierden cuando las frutas y los vegetales van camino a los supermercados).

9. Las bayas son muy perecederas. Busca siempre en el fondo de los estantes las más frescas. Las manchas son señal de que la fruta ha sido golpeada o que está demasiado madura. Esto significa que ya ha perdido muchos nutrientes y la fruta se echará a perder rápidamente.

10. Puedes buscar las fresas más brillantes posibles. Un color brillante significa una calidad excepcional en los nutrientes. Si se ven demasiado blancas en la base, serán menos nutritivas.

11. Huele las fresas para comprobar su frescura. Un aroma agradable indica buen sabor, madurez y valor nutricional.

12. Compra una variedad de frutas y vegetales. Cuanto mayor sea la variedad de alimentos que comes, más saludable será tu nutrición.

13. Come frutas y vegetales crudos siempre que sea posible. En general, las frutas y los vegetales crudos son más saludables. La excepción a esta regla son las zanahorias y los tomates cocidos, que tienen más antioxidantes.

14. Cocina los vegetales el menor tiempo posible para conservar los nutrientes.

15. Cocinar los vegetales al vapor es una gran manera de evitar que los nutrientes desaparezcan.

16. Evita descongelar las frutas y los vegetales antes de cocinarlos. Cuando los alimentos se descongelan, los microorganismos presentes en los alimentos pueden comenzar a multiplicarse, echándolos a perder.

17. En la mayoría de los casos, evita retirar la cáscara. Los nutrientes y la fibra se pierden cuando los vegetales se pelan.

Frutas bajas en azúcar: 2 porciones diarias

Las frutas bajas en azúcar son buenas fuentes de fibra que producen masa y se digieren lentamente, ayudándote a sentirte llena. También están llenas de agua, son altas en fibra y bajas en calorías, lo que las hace ideales para bajar de peso.

Manzanas	Peras
Bayas, de todo tipo	Ciruelas
Toronja	Nopales
Naranjas	Ciruelas pasas
Melocotones	Uvas rojas

Alimentos probióticos: 2 porciones diarias

Los probióticos ayudan a balancear tu sistema digestivo haciendo que la digestión sea más eficaz. Las investigaciones muestran que los probióticos también pueden ayudar a combatir la obesidad. Si has estado bajo estrés, tomas antibióticos o consumes una gran cantidad de alimentos envasados con conservantes, estos factores pueden ocasionar la muerte de los bichos saludables en el organismo, por lo que es una buena idea consumir más alimentos probióticos.

No existe una dosis diaria recomendada de probióticos. Una cantidad de 5.000 a 10.000 millones de probióticos es adecuada para mantener una buena salud. Esta cifra puede parecer excesiva, pero piensa en esto: una porción de 6 onzas de yogur contiene alrededor de diecisiete mil millones probióticos.

DOCTOR, ¿PODRÍA DECIRME MÁS, POR FAVOR?

¿Qué pasa si tomo un medicamento que interactúe con la toronja?

La toronja y el jugo de toronja (que no debes tomar en la dieta de 17 días) interactúan con pocos medicamentos recetados, y uno de ellos son las estatinas, que se toman para reducir el colesterol. La toronja y el jugo de toronja pueden impedir que el hígado procese los medicamentos adecuadamente, lo que hace que una dosis más alta ingrese al torrente sanguíneo. La mayoría de los médicos saben esto.

Esta interacción fue descubierta en los años noventa gracias a diversos estudios investigativos.

Algunos de estos hablaron sobre la "dosis normal" del jugo de toronja.

Sin embargo, y con frecuencia, ¡la dosis habitual era un cuarto de galón en un solo día! Nadie toma tanta cantidad de jugo de toronja, así sea tu alimento preferido.

Personalmente, me gusta la toronja. La como por su sabor, vitamina C y fibra. También me gusta partirla por la mitad y exprimir el jugo en una cuchara.

Lo que les digo a mis pacientes que toman estatinas es que pueden disfrutar de ½ toronja o de 1 taza de jugo de toronja en la mañana (los jugos no se permiten en el Ciclo Acelerar de la dieta de 17 días).

En segundo lugar, les recomiendo que tomen siempre sus estatinas en la noche. Esto ayuda a minimizar cualquier interacción entre el medicamento y la toronja.

Pero antes de hacer esto, deberías consultar con tu médico.

Yogur sin azúcar de cualquier tipo, incluidos los de estilo griego, y con sabor a fruta, natural y bajo en grasa (envase de 6 oz = 1 porción)

Kéfir: similar al yogur, ideal para hacer batidos (1 taza = 1 porción)

Leche con acidófilos baja en grasa (1 taza = 1 porción)

Yakult (botella pequeña de 50 calorías)

Queso cottage Breakstone LiveActive (½ taza = 1 porción)

Reducción de sal de miso, disuelta en caldo bajo en grasa y en sodio (1 cucharada = 1 porción)

Tempeh (torta de frijoles de soya fermentados y compactados) (4 oz = 1 porción)

Chucrut (½ taza = 1 porción)

Kimchi (col coreano) (½ taza = 1 porción) Se encuentra en los supermercados asiáticos o tiendas de alimentos naturales; disfrute de una pequeña cantidad para acompañar las comidas.

Grasas saludables: 1 o 2 cucharadas soperas al día

No les digo a mis pacientes que coman grasas, a menos que sean del tipo saludable como el aceite de pescado, de oliva o de linaza. Estas grasas saludables pueden ayudar a reducir el riesgo de enfermedades cardíacas, derrames cerebrales, ciertos tipos de cáncer y diabetes; también promueven la salud de las articulaciones, previenen la pérdida muscular y estimulan la pérdida de grasa y la tonificación muscular.

Aceite de oliva

Aceite de linaza

Condimentos

Los condimentos y sazonadores se permiten con moderación: salsa, salsa marinara baja en carbohidratos, salsa de soya light, kétchup bajo en carbohidratos, crema agria sin grasa, caldo bajo en grasa y en sodio, Truvia (un edulcorante sin calorías elaborado con ingredientes naturales), mermeladas y jaleas sin azúcar, aceite de cocina en aerosol, quesos sin grasa (por ejemplo, queso parmesano), aderezo para ensaladas sin grasa, sal, pimienta, vinagre, mostaza, hierbas y especias.

Facilitando la planificación de las comidas

Es fácil recordar qué debes comer en este ciclo:

- Todas las proteínas específicas y los vegetales de limpieza que quieras.
- Acompaña estos alimentos con 2 frutas bajas en azúcar todos los días, 2 porciones de alimentos probióticos como el yogur, kéfir, yakult (botella pequeña de 50 calorías), leche con acidófilos, reducción de miso y sal

disuelta en caldo bajo en grasa y en sodio, chucrut (½ taza por porción) y 1 a 2 cucharadas de grasa. Es así de fácil.

No tienes que contar nada, excepto las 2 porciones de fruta al día, tus 2 porciones diarias de probióticos y tu porción de grasa.

Éste es un día típico del Ciclo Acelerar:

Desayuno
- 2 huevos o 4 claras de huevo, preparados sin aceite, o una porción de probióticos como yogur
- 1 porción de fruta
- 1 taza de té verde

Almuerzo
- Cantidades abundantes de proteínas provenientes de pescado, aves, huevos o más
- Cantidades ilimitadas de vegetales de limpieza, o una porción de probióticos
- 1 taza de té verde

Cena
- Cantidades abundantes de proteínas provenientes del pescado o del pollo
- Cantidades ilimitadas de vegetales de limpieza
- 1 taza de té verde

Refrigerios
- Segunda porción de fruta
- Segunda porción de probióticos

Adicional
- 1 porción (1 a 2 cucharadas de grasa saludable en ensaladas, vegetales o para cocinar)

17 ejemplos de platos

Éstos son ejemplos de cómo puedes crear tu menú diario durante el Ciclo Acelerar. Puedes prepararlos tal como aparecen aquí o crear tus propios platos según las directrices anteriores. Algunos días incluyen recetas fáciles de preparar. Las encontrarás en el Apéndice.

DOCTOR, ¿PODRÍA DECIRME MÁS, POR FAVOR ?

¿Puedo tomar un suplemento de probióticos en lugar de comerlos?

Sí. Los probióticos vienen en forma de suplemento y pueden comprarse en farmacias o tiendas de alimentos saludables. Busca un suplemento de probióticos que contenga de 10 a 20 millones de unidades formadoras de colonias (UFC) y lee la etiqueta para saber cómo almacenarlos.

Bebidas para despertar

Toma una taza de 8 onzas de agua caliente todos los días inmediatamente después de levantarte. Exprime medio limón en el vaso, ya que el limón estimula los jugos gástricos. Tu meta es tomar por lo menos siete vasos más de agua durante el día.

La velocidad a la cual quemas calorías disminuye si estás deshidratada. Y si lo estás, tu cuerpo no absorberá los nutrientes adecuadamente. "Las aguas negativas" como el café o té no cuentan para el total de tu consumo diario de líquidos.

Consulta con tu médico con respecto a la cantidad de consumo diario de agua si has sido diagnosticada con insuficiencia cardíaca congestiva. Las necesidades de agua pueden variar.

Día 1

Desayuno
- 2 claras de huevo revueltas
- ½ toronja u otra fruta fresca
- 1 taza de té verde

Almuerzo
- Ensalada grande de vegetales con atún; rocía 1 cucharada de aceite de oliva o de linaza y 2 cucharadas de vinagre balsámico
- 1 taza de té verde

Cena
- Todo el pollo a la plancha que quieras con cantidades abundantes de cualquier vegetal de la lista, al vapor o crudo
- 1 taza de té verde

Refrigerios

- 6 oz de yogur natural sin azúcar mezclado con 1 o 2 cucharadas de mermelada sin azúcar u otra porción de probióticos
- 1 porción de fruta de la lista

Día 2

Desayuno

- 6 oz de yogur natural bajo en grasa, mezclado con una taza de fresas u otra fruta (picada) de la lista. Puedes endulzar la mezcla con un sobre de Truvia o con mermelada de frutas sin azúcar
- 1 taza de té verde

Almuerzo

- *Súper ensalada* (ensalada grande con una cantidad abundante de vegetales verdes de tu elección: tomates, cebollas, pepinos, apio, etc., rociados con 1 cucharada de aceite de oliva o de linaza y 2 cucharadas de vinagre con hierbas o de tu elección)
- 1 taza de té verde

Cena

- Cantidad abundante de salmón a la plancha o al horno y de cualquier vegetal de la lista, al vapor o crudo
- 1 taza de té verde

Refrigerios

- 6 oz de yogur con sabor a frutas sin azúcar o 1 taza de yogur natural bajo en grasa, endulzado con Truvia o con una cucharada de mermelada de frutas sin azúcar
- 1 porción de fruta

Día 3

Desayuno

- 2 huevos duros o escalfados
- ½ toronja u otra fruta fresca de temporada
- 1 taza de té verde

Almuerzo

- 1 taza grande de *Sopa de pollo y vegetales*
- 1 taza de té verde

Cena

- Cantidad abundante de pechuga o filete de pavo al horno, con zanahorias y espárragos al vapor
- 1 taza de té verde

Refrigerios

- 6 oz de yogur natural bajo en grasa, endulzado con Truvia o con una cucharada de mermelada de frutas sin azúcar
- *Batido de kéfir*: Mezcle una taza de kéfir con 1 taza de bayas congeladas sin azúcar, mermelada de frutas sin azúcar y 1 cucharada de aceite de linaza. Licúe hasta que esté suave.

Día 4

Desayuno

- *Batido de kéfir*
- 1 taza de té verde

Almuerzo

- *Ensalada de vegetales marinados* o *Súper ensalada*
- 6 oz de de yogur natural bajo en grasa con un melocotón fresco en rodajas o cualquier otra fruta de temporada para el postre
- 1 taza de té verde

Cena

- *Berenjenas a la parmesana*
- Cena alternativa: Cualquiera de las proteínas magras con vegetales abundantes de limpieza de la lista, cocinados.
- 1 taza de té verde

Día 5

Desayuno

- 2 claras de huevo revueltas
- ½ toronja u otra fruta fresca de temporada
- 1 taza de té verde

Almuerzo

- Ensalada de hojas tiernas de espinaca, tomates cherry y queso feta o azul bajo en grasa y en trozos; rocíe con 1 cucharada de aceite de oliva o de linaza y 2 cucharadas de vinagre balsámico
- 1 taza de té verde

Cena

- Tortitas de pavo molido y ensalada aderezada con una cucharada de aceite de oliva o de linaza y 2 cucharadas de vinagre balsámico
- 1 taza de té verde

Refrigerios

- 1 taza de fresas frescas
- 6 oz de yogur natural bajo en grasa, endulzado con Truvia o con una cucharada de mermelada de frutas sin azúcar

Día 6

Desayuno

- 6 oz de yogur natural bajo en grasa, mezclado con una taza de fresas o de otra fruta (picada) de la lista. Puede endulzar la mezcla con un sobre de Truvia o con una cucharada de mermelada de frutas sin azúcar.
- 1 taza de té verde

Almuerzo

- *Wraps de lechuga* o pechuga de pollo a la plancha con ensalada aderezada con 1 cucharada de aceite de oliva o de linaza y 2 cucharadas de vinagre balsámico
- 1 taza de té verde

Cena

- *Pescado con ajonjolí* o cualquier pescado a la plancha o al horno
- Vegetales de limpieza al vapor
- 1 taza de té verde

Refrigerios

- Segunda porción de fruta de su elección
- Segunda porción de probióticos de su elección

Día 7

Desayuno

- 2 huevos revueltos, 4 claras de huevo revueltas o un huevo revuelto y 2 claras de huevo revueltas. Cubra con salsa (opcional).
- 1 manzana o una taza de bayas frescas
- 1 taza de té verde

Almuerzo

- *Taco Salad*
- 1 taza de té verde

Cena

- Salteado de vegetales (brócoli, cebolla, zanahoria en juliana, pimiento rojo, etc.) y tiras de pollo con una cucharada de aceite de oliva. Sazone con un poco de ajo, jengibre y salsa de soya light.
- 1 taza de té verde

Refrigerios

- Segunda porción de fruta, además de una porción de probióticos de su elección
- Segunda porción de probióticos de su elección

Día 8

Desayuno

- 6 oz de yogur natural bajo en grasa, mezclado con una taza de fresas o de otra fruta (picada) de la lista. Puede endulzar la mezcla con un sobre de Truvia o con una cucharada de mermelada de frutas sin azúcar.
- 1 taza de té verde

Almuerzo

- Ensalada de salmón: 2 tazas de vegetales para ensalada (lechuga, tomates, cebollas, pepinos, etc.) y salmón al horno o en conserva, rociados con una cucharada de aceite de oliva o de linaza, mezclado con 2 cucharadas de vinagre balsámico y condimentos.
- 1 taza de té verde

Cena

- Hamburguesas de pavo (preparadas con carne de pavo molida magra)
- Vegetales al vapor (escoja de la lista de vegetales de limpieza)

- Ensalada rociada con una cucharada de aceite de oliva o de linaza, mezclada con 2 cucharadas de vinagre balsámico y condimentos
- 1 taza de té verde

Refrigerios
- Segunda porción de fruta
- Segunda porción de probióticos

Día 9

Desayuno
- *Huevos revueltos griegos*
- 1 naranja
- 1 taza de té verde

Almuerzo
- *Ensalada niçoise*
- 1 taza de té verde

Cena
- Pechuga de pollo (marine en aderezo italiano libre de grasa y luego hornee o prepare a la parrilla)
- Vegetales al vapor (elegir de la lista de vegetales de limpieza)
- 1 taza de té verde

Refrigerios
- *Batido de kéfir*
- Segunda porción de probióticos

Día 10

Desayuno
- ½ taza de queso cottage Breakstone LiveActive
- 1 pera mediana, en rodajas
- 1 taza de té verde

Almuerzo
- *Alcachofa con vinagre balsámico* (utilice aderezo para ensalada sin grasa como salsa para untar)
- 1 manzana mediana
- 1 taza de té verde

Cena

- *Pechuga de pollo a la barbacoa horneado*
- Ensalada rociada con una cucharada de aceite de oliva o de linaza, mezclada con 2 cucharadas de vinagre balsámico y condimentos
- 1 taza de té verde

Refrigerios

- Segunda porción de probióticos
- Vegetales crudos cortados

Día 11

Desayuno

- Batido de yogur: ½ taza de leche con acidófilos, ½ cartón de yogur con sabor a fruta y sin azúcar, y 1 taza de fresas (mezcle en una licuadora)
- 1 taza de té verde

Almuerzo

- *Súper ensalada*
- 1 taza de té verde

Cena

- *Chili con pavo*
- Ensalada rociada con una cucharada de aceite de oliva o de linaza, mezclada con 2 cucharadas de vinagre balsámico y condimentos
- 1 taza de té verde

Refrigerios

- Segunda porción de probióticos

Día 12

Desayuno

- 2 huevos duros o escalfados
- ½ toronja u otra fruta fresca de temporada
- 1 taza de té verde

Almuerzo

- Pechuga de pollo al horno o a la plancha
- Tomates en rodajas o guisados
- 1 naranja mediana
- 1 taza de té verde

Cena

- Pescado al horno o a la plancha, de cualquiera de la lista
- Vegetales de limpieza, tantos como quiera de la lista
- 1 taza de té verde

Refrigerios

- *Batido de kéfir*: Mezcle una taza de kéfir con 1 taza de fresas congeladas sin azúcar, mermelada de frutas sin azúcar y 1 cucharada de aceite de linaza. Mezcle hasta que esté suave.
- Segunda porción de probióticos

Día 13

Desayuno

- *Batido de kéfir*
- 1 taza de té verde

Almuerzo

- Atún mezclado con 1 cucharada de aceite de oliva y una cucharada de vinagre, servido sobre una cantidad generosa de lechuga
- 1 taza de té verde

Cena

- Pavo al horno o pollo en abundancia
- Ensalada de tomate y cebolla, aliñada con aderezo para ensalada sin grasa
- 1 taza de té verde

Refrigerios

- Segunda porción de fruta
- Segunda porción de probióticos

Día 14

Desayuno

- 2 huevos revueltos, 4 claras de huevo revueltas o 1 huevo y 2 claras revueltas. Cubra con salsa (opcional).
- 1 manzana o 1 taza de fresas frescas
- 1 taza de té verde

Almuerzo

- 1 taza grande de *Sopa de pollo y vegetales*
- 1 taza de té verde

Cena

- Pollo o pescado a la plancha en abundancia
- Una porción generosa de vegetales mixtos al vapor
- 1 taza de té verde

Refrigerios

- 1 pera mediana o cualquier otra fruta de temporada
- Segunda porción de probióticos

Día 15

Desayuno

- ½ taza de queso cottage Breakstone LiveActive
- 1 pera mediana, en rodajas
- 1 taza de té verde

Almuerzo

- *Berenjena a la parmesana*
- 1 taza de té verde

Cena

- Pavo magro asado en abundancia
- *Ensalada de vegetales marinados*
- 1 taza de té verde

Refrigerios

- Segunda porción de fruta de su elección
- Segunda porción de probióticos de su elección

Día 16

Desayuno

- *Tortilla española*
- ½ toronja o una naranja mediana
- 1 taza de té verde

Almuerzo
- *Dip de yogur y vegetales con especias*
- 1 taza de té verde

Cena
- Cantidad abundante de pechuga o filete de pavo, zanahorias y espárragos al vapor
- 1 taza de té verde

Refrigerios
- 1 fruta fresca
- 6 oz de yogur

Día 17

Desayuno
- Batido: 1 taza de leche con acidófilos y 1 taza de fresas (mezcle en una licuadora)
- 1 taza de té verde

Almuerzo
- *Súper ensalada*
- 1 taza de té verde

Cena
- Platija o lenguado al vapor con pimienta y limón
- Brócoli al vapor
- 1 taza de té verde

Refrigerios
- 1 manzana mediana o cualquier otra fruta de temporada
- Segunda porción de probióticos de su elección

Hoja de trabajo del Ciclo Acelerar

Planear tus comidas con la siguiente hoja de trabajo podría serte útil. Utiliza las listas de alimentos, solo tienes que rellenar lo que vas a comer cada día.

Desayuno
Porción de proteína o de probióticos: _____

Porción de fruta: _____

Almuerzo

Porción de proteína o de probióticos: _____

Vegetales de limpieza: _____

Cena

Porción de proteína: _____

Vegetales de limpieza: _____

Refrigerios

Segunda porción de fruta: _____

Segunda porción de probióticos: _____

Otros

Porción de grasa saludable: _____

Tus hábitos alimenticios actuales pueden ser mucho más inadecuados que adecuados.

Eso significa que es el momento de decirle adiós a las donuts, pizzas, súper hamburguesas, batidos y papas fritas. Tu estómago está próximo a darles la bienvenida a algunos "huéspedes" sanos, y yo te ayudaré a entender lo que es sentirse bien y te explicaré la conexión entre las decisiones que tomas y cómo te sientes.

Durante los primeros 17 días que sigas esta dieta, experimentarás una energía completamente nueva; verás que el tiempo vuela y te sentirás mucho mejor.

¡Nos vemos en 17 días (espero que estés más delgada)!

LA RUTINA DE EJERCICIOS DE 17 MINUTOS: Incorpora dos "rapiditos"

No ese tipo de rapiditos (aunque también quemas calorías con esos). Lo que yo tenía en mente son dos ejercicios mini aeróbicos: 17 minutos por la mañana y 17 minutos por la tarde o temprano en la noche. La ciencia nos dice que el ejercicio aumenta el metabolismo durante unas pocas horas después de hacerlo, así que piensa: duplicarás casi la quema posterior si lo divides en dos. El ejercicio aeróbico incluye caminar rápido, trotar, correr, hacer ejercicio en las máquinas de cardio y todo aquello que haga bombear tu corazón durante 17 minutos.

El factor fibra

Todo el mundo sabe acerca de la fibra. Es la parte no digerible de los alimentos vegetales que nuestro cuerpo no puede utilizar para producir energía. La fibra recorre nuestro tracto digestivo creando heces voluminosas y suaves que se evacúan con facilidad. Sin la fibra adecuada, todo ese desperdicio permanecería en nuestro organismo.

La dieta de 17 días es alta en fibra a propósito. Un número creciente de investigaciones muestra que un consumo alto de fibra ayuda a perder libras y a desterrarlas para siempre. La fibra hace esto principalmente mediante la reducción del consumo de alimentos. En concreto, los alimentos con fibra proporcionan masa y estimulan la liberación de hormonas supresoras del apetito. En consecuencia, te sientes satisfecha mientras comes, lo que contribuye a que sientas menos tentación de comer en exceso.

Los alimentos ricos en fibra también necesitan más tiempo para ser masticados. Es probable que tengas que masticar algunos alimentos cuarenta y dos veces antes de tragarlos. Los alimentos ricos en fibra pueden tener incluso calorías negativas porque en el momento en que hayas terminado de masticarlos, habrás quemado más calorías de las que tiene el alimento. Masticar también hace que tus comidas duren más tiempo. Esto es agradable, ya que después de empezar a comer, tu cuerpo tarda unos veinte minutos en enviar señales de que se siente lleno. Y cuando se acompaña con otros nutrientes, la fibra también reduce la velocidad de la digestión, reduciendo tu apetito entre las comidas.

El consumo de alimentos ricos en fibra hará que tu cuerpo funcione de una manera "extraña". Así que asegúrate de tener un buen libro y un poco de papel higiénico suave y agradable a la mano. Todo esto también es bueno para la pérdida de peso. La fibra acelera el tiempo que tardan los alimentos en moverse a través del tracto intestinal. Esto significa que habrá menos calorías para ser almacenadas como grasas.

Atención a todos los que lean esto: Si comes demasiados alimentos con mucha fibra y no tomas suficiente agua, tendrás que comprar un laxante. La fibra necesita que el agua se mueva a través de tu organismo o se endurecerá como un bloque de cemento en el colon.

Resumen

- Ciclo 1: Acelerar: estimula tu pérdida de peso.

- En este ciclo se reduce el consumo de carbohidratos y se aumenta ligeramente el consumo de proteínas.

- Este ciclo limpia tu cuerpo de azúcares y toxinas, despejando el camino para la pérdida de peso.

- Usa mi medidor de hambre/saciedad a fin de consumir la cantidad adecuada de alimentos para tu cuerpo.

- Utiliza este ciclo como una herramienta para activar de nuevo la pérdida de peso si tienes una recaída y necesitas encarrilarte de nuevo.

4

Ciclo 2:
Activar

• • • • • • • • • • •

Si has seguido otras dietas, serás muy consciente de los resultados típicos: reduces la cantidad de alimentos y bajas de peso... al menos inicialmente. Pero entonces tu progreso se hace más lento, antes de retrasarse o detenerse por completo. La tendencia natural de tu cuerpo a preservarse a sí mismo y a su grasa a toda costa, entra en juego. El Ciclo Activar corrige esto y restablece tu metabolismo para que tu cuerpo se mantenga en un modo de quema de grasas.

Este ciclo también es fácil de seguir: alternas tu Ciclo 1; días de Acelerar con el Ciclo 2: días de Activar. En otras palabras, haces este ciclo pasando un día en la dieta Activar y el siguiente en la dieta de Acelerar, cambiando entre los dos, un día a la vez, a medida que avanzas hacia tu meta de peso en los próximos 17 días. Otra forma de verlo: En los días impares te mantienes en el Ciclo Activar; en los días pares, lo haces en el Ciclo Acelerar.

El enfoque de alternar días en Acelerar y en Activar está basado en el mecanismo científicamente comprobado de "ayunar en días alternos" (aunque no hay ayuno en esta dieta en el verdadero sentido de la palabra). En pocas palabras, esto significa alternar días de bajas calorías con días de más calorías con el fin de perder grasa corporal. Los científicos de la Universidad de California han sido los pioneros en esta investigación de vanguardia, y han realizado estudios en seres humanos y en ratas. (Cuántas de estas criaturas peludas han perdido peso con el fin de salvar a la humanidad de la obesidad durante los últimos cincuenta años es un misterio para mí).

Estos científicos, que han publicado gran parte de sus investigaciones en los últimos números de la *Revista Americana de Nutrición Clínica*, han realizado hallazgos interesantes.

Ayunar en días alternos puede:

- Activar la pérdida sostenida de peso (sin estancamientos frustrantes). El peso que se pierde proviene principalmente de las grasas.

- Activar los genes "flacos", que le ordenan a las células quemar grasas, en lugar de aferrarse a éstas.

- Reducir el riesgo de enfermedades cardíacas al reducir los niveles de colesterol malo y de triglicéridos, la presión arterial y al disminuir el ritmo cardíaco.

Alternar el consumo de alimentos es un concepto muy eficaz en el control de peso. He aquí un vistazo a lo que esto hará por ti:

- Elimina grasa corporal. Tu consumo de carbohidratos seguirá siendo relativamente bajo en este ciclo. Al reducir los carbohidratos, tus músculos renuncian a los carbohidratos almacenados, llamados glucógeno muscular, para obtener energía. En general, cuando disminuyen los niveles de glucógeno, el cuerpo aumenta su capacidad de quemar grasas corporales. Por lo tanto, tiene mucho sentido reducir tu consumo de carbohidratos. Cuando esto sucede, el cuerpo acelera la quema de grasas.

- Acelera tu metabolismo. Esta acertada estrategia de alimentación parece mantener el metabolismo elevado. Mantiene a tu cuerpo adivinando, en lugar de permitirle que se acostumbre a una forma particular de comer día tras día. Así como necesitas cambiar ciertas cosas durante las rutinas de ejercicios para un progreso constante y evitar estancamientos, no debes permitir que tu cuerpo se sienta demasiado cómodo con los alimentos que consume. Se trata de sacudir el metabolismo para producir una respuesta positiva.

- Controla tu apetito. En el Ciclo Activar, comerás algunos carbohidratos con almidón, pero no de cualquier tipo. Consumirás carbohidratos naturales de digestión lenta, tales como harina de avena, cereales integrales, arroz integral, frijoles y legumbres y camotes; es decir, una gran cantidad de carbohidratos. Los carbohidratos lentos tardan más tiempo en llegar a la sangre, lo que te ayuda a sentirte satisfecha.

DOCTOR, ¿PODRÍA DECIRME MÁS, POR FAVOR ?

¿No sería simplemente más fácil prescribirme pastillas para adelgazar?

Las compañías farmacéuticas siempre están compitiendo en el desarrollo de nuevos medicamentos para bajar de peso, pero no han tenido mucha suerte. La Administración de Alimentos y Medicamentos ha aprobado solo tres fármacos en los últimos treinta años para el tratamiento de la obesidad, uno de los cuales —el Redux— fue retirado por razones de seguridad. Realmente no sé que hicieron con las pastillas que sobraron. Tal vez las reciclaron en algo que pudieran utilizar las personas que seguían dietas, como por ejemplo, en bandas para hacer ejercicio.

Los medicamentos que aún permanecen en el mercado —Xenical y Meridia— han tenido un éxito moderado. Pero yo no soy partidario de recetar píldoras para todo. Las píldoras no atacan completamente el problema. Al recetar medicamentos en vez de cambiar los estilos de vida, los médicos ignoran los hábitos poco saludables que han contribuido a la obesidad. Una de estas pastillas dietéticas, el "bloqueador de grasa" Xenical (la marca comercial de un medicamento llamado Orlistat), debe acompañarse de una dieta baja en calorías para que la mayoría de las personas reduzcan su peso en casi un 5%. Las dietas son de vital importancia, bien sea que se tomen pastillas o no.

Este medicamento tiene una particularidad: las grasas no son absorbidas, por lo que tienen que irse a algún lugar. Y quienes toman Orlistat saben muy bien a dónde se va con rapidez. (Ellos mantienen un par de prendas de ropa interior o usan pañales).

Sí, la obesidad de algunas personas es tan descontrolada que podría ser peligrosa, y yo podría recetar uno de estos medicamentos.

Los únicos consejos que damos los médicos es dejar de comer dulces, grasas, postres, mantequilla y súper hamburguesas; básicamente, queremos que ustedes eviten el consumo de cualquier cosa que tenga el más mínimo sabor. Nos gustaría que todo el mundo hiciera esto si fuera posible. Entonces podríamos dejar de preocuparnos por la epidemia de la obesidad y volver a otras cosas como curar resfriados comunes y llenar formularios de seguros.

- Previene la sensibilidad a los carbohidratos. Los carbohidratos son benéficos ya que ayudan a optimizar el cuerpo en términos hormonales para tonificar tus músculos si haces ejercicio. También fomentan la liberación de insulina, que lleva proteínas y carbohidratos a los músculos para su crecimiento y reparación. El inconveniente es que si consumes muchos carbohidratos, éstos pueden convertirse con facilidad en grasa corporal y ser almacenados. No podrás consumir más de dos porciones de carbohidratos "lentos" y naturales al día en el Ciclo Activar. Esta es la cantidad que la mayoría de las personas —especialmente las mujeres— son fisiológicamente capaces de tolerar a fin de mantener el metabolismo de las grasas.

Otra diferencia importante entre los dos ciclos es que disfrutarás de una mayor variedad de proteínas magras, incluyendo mariscos y carne de res.

Directrices generales para el Ciclo Activar

1. Permanece 17 días en el Ciclo Activar, que consiste en alternar días en Activar con días en Acelerar.

2. Retire la piel del pollo o del pavo antes de cocinar o cómprelo sin piel.

3. Retire toda la grasa visible de la carne.

4. Huevos: puedes comer hasta dos huevos al día. Sin embargo, no consumas más de cuatro yemas de huevo por semana si tu médico te ha diagnosticado colesterol alto. Puedes comer claras de huevo sin restricción.

5. Sigue comiendo frutas y vegetales frescas antes de que se marchiten y se vuelvan completamente duras. Para mayor comodidad, los productos congelados y enlatados están permitidos si se consumen con moderación. Sin embargo, estos productos no deben contener azúcar.

6. Sigue evitando el alcohol y el azúcar con el fin de ayudar a tu cuerpo a eliminar toxinas, mejorar la digestión y quemar grasas.

7. No comas más de dos porciones diarias de la lista de almidones naturales.

8. No comas frutas ni almidones naturales después de las 2:00 p.m.

9. Come despacio y solo hasta que te sientas llena; no sobrecargues tu estómago. Utiliza mi medidor de hambre/saciedad.

10. Bebe ocho vasos de 8 onzas de agua pura al día.

11. Haz ejercicio por lo menos 17 minutos al día.

Elimina más cosas:
Lista de alimentos del Ciclo Activar

En el Ciclo Activar, estarás agregando nuevos alimentos a los que ya comiste en el Acelerar. Estos alimentos adicionales son los siguientes:

Proteínas

Incorpora los siguientes alimentos:

Mariscos

Almejas   Cangrejo   Mejillones   Ostras   Escalopes   Camarones

Cortes de carne magra* (Los cortes más magros corresponden a los músculos de mayor actividad en el ganado. Por lo tanto, los cortes nalga y cuadril, pecho, osobuco y matambre son los mejores).

Arrachera

Filete de sirloin (o solomillo)

Bola (todos los cortes)

Lomo

Carne molida de res magra

Solomillo de cerdo

Chuletas de solomillo de cerdo

Lomo de cerdo asado sin hueso

Carne de cerdo "premiun" o chuletas de lomo

Matambre de cordero

Solomillo de cordero asado

Chuleta de ternera

* Los cortes magros tienden a ser un poco más duros. Puedes ablandarlos marinándolos en líquidos sin grasa como jugos de frutas, vino, aderezos para ensaladas sin grasa o caldo sin grasa.

Almidones naturales

Cereales: (1 porción = ½ taza)

Amaranto

Cebada perlada

Arroz integral

Bulgur

Cuscús

Crema de trigo

LA CIENCIA DICE: Solo una sola comida alta en grasa hace daño al corazón

Comer una sola comida alta en grasa hace que tu presión arterial se dispare, según un estudio realizado por investigadores de Estados Unidos y Canadá. Ellos les dieron a treinta personas sanas una sola comida que era muy baja en grasa (1% de las calorías) o muy alta en grasa (46% de las calorías). La comida rica en grasas era el desayuno de McDonald's mientras que la más saludable y baja en grasa era cereales y yogur sin grasa. Los participantes también fueron expuestos a situaciones estresantes, como hablar en público, hacer cálculos mentales y soportar temperaturas frías. En comparación con las personas que consumieron comidas bajas en grasas, las que comieron comidas ricas en grasas experimentaron un mayor aumento de la presión arterial y más tensión en los vasos sanguíneos. Estos efectos pueden causar daño a la salud cardiovascular. Y, por eso, la importancia del refrán: "Todas las cosas con moderación".

Fuente: *Revista de Nutrición, abril de 2007.*

Sémola

Arroz de grano largo (por ejemplo, tipo basmati)

Mijo

Salvado de avena

Avena tradicional

Quinua

Legumbres: (1 porción = ½ taza)

Frijoles negros

Frijoles ojinegros

Frijoles pallar

Garbanzos

Frijoles Great Northern

Frijoles rojos

Lentejas

Habas tipo baby

Frijoles blancos

Chícharos

Frijoles pintos

Frijol de soya

Chícharos partidos

Vegetales con almidón:

Árbol del pan
(1 porción = 1 taza)

Maíz *(1 porción = ½ taza)*

Papa *(1 porción = 1 mediana)*

Batata *(1 porción = 1 mediana)*

Taro *(1 porción = ½ taza)*

Calabazas de invierno (bellota, espaguetis, nogal, etc.)
(1 porción = 1 taza)

Ñame *(1 porción = 1 mediana)*

Vegetales de limpieza

(los mismos que en el Ciclo Acelerar)

Frutas bajas en azúcar

(los mismos que en el Ciclo Acelerar)

Probióticos

(los mismos que en el Ciclo Acelerar)

Grasas saludables

(las mismas que en el Ciclo Acelerar)

Condimentos

Los condimentos y sazonadores se permiten con moderación: salsa, salsa marinara baja en carbohidratos, salsa de soya light, kétchup bajo en carbohidratos, crema agria sin grasa, caldo bajo en sodio y en grasa, Truvia (un edulcorante sin calorías elaborado con ingredientes naturales), mermeladas y jaleas sin azúcar, aceite de cocina en aerosol, quesos sin grasa (por ejemplo, queso parmesano), aderezos para ensalada sin grasa, sal, pimienta, vinagre, mostaza, hierbas y especias.

Simplificando la planificación de las comidas

En los días de Activar, comerás:

- Proteínas y vegetales de limpieza en abundancia.
- Dos porciones diarias de almidones naturales (carbohidratos).
- Dos porciones de fruta baja en azúcar.
- Dos porciones de alimentos probióticos.
- Una porción diaria de grasas saludables.

El siguiente es un día típico del Ciclo Activar:

Desayuno

- ½ taza de cereal integral caliente o 2 huevos o 4 claras, preparados sin aceite; 1 galleta *Dr. Mike Power* o una porción de probióticos
- 1 porción de fruta
- 1 taza de té verde

Almuerzo

- Proteínas abundantes provenientes de pescados, mariscos, carne, pollo o huevos, o vegetales, más una porción de probióticos
- 1 porción de almidón natural
- Vegetales de limpieza en cantidades ilimitadas
- 1 taza de té verde

Cena

- Proteínas abundantes provenientes de pescado, mariscos, carne o pollo o pavo
- Cantidades ilimitadas de vegetales de limpieza
- 1 taza de té verde

Refrigerios

- segunda porción de fruta
- segunda porción de probióticos

Adicional

- 1 porción de grasas saludables (1 o 2 cucharadas de aceite de oliva o aceita de linaza para acompañar ensaladas, vegetales o para cocinar)

Recuerda: Sigue el primer día del Ciclo Activar con un menú del Ciclo Acelerar, y alterna debidamente por un total de 17 días.

17 ejemplos de menús

Los siguientes ejemplos te ayudarán a preparar tus comidas diarias durante el Ciclo Activar.

Puedes seguirlos al pie de la letra o crear tus propios menús basados en las directrices anteriores. Las recetas están en el Apéndice.

Bebida para despertar

Bebe una taza de 8 onzas de agua caliente todos los días después de levantarte. Exprime medio limón, ya que el limón estimula los jugos gástricos. Tu meta es beber por lo menos seis a siete vasos de agua al final del día. La velocidad a la que quemas calorías disminuye si estás deshidratada. Y si lo estás, tu cuerpo no absorberá los nutrientes adecuadamente.

Día 1

Desayuno

- 1 *Galleta Dr. Mike Power*
- 1 melocotón fresco, en rodajas
- 1 taza de té verde

Almuerzo

- Ensalada de pollo: pechuga de pollo al horno o a la parrilla (en cubos), lechuga de hojas sueltas, 1 tomate en rodajas, ensalada de vegetales mixtos, 2 cucharadas de aceite de oliva, mezcladas con 4 cucharadas de vinagre balsámico
- ½ taza de arroz integral
- 6 oz de yogur sin azúcar con sabor a frutas

Cena

- Salmón a la plancha
- Vegetales al vapor

Refrigerios

- Batido de proteínas: 1 taza de leche con acidófilos o de kéfir mezclada con una taza de fresas congeladas sin azúcar

Día 2

- Menú del Ciclo Acelerar

Día 3

Desayuno

- 2 claras de huevo revueltas
- ½ toronja o cualquier otra fruta fresca de tu elección
- 1 taza de té verde

Almuerzo

- 1 taza grande de *Sopa de pollo y vegetales* o pechuga de pollo a la plancha y una cantidad generosa de vegetales al vapor
- 1 papa mediana al horno con una cucharada de crema agria sin grasa ("mediana" significa del tamaño de la palma de tu mano)
- 6 oz de yogur sin azúcar con sabor a frutas
- 1 taza de té verde

Cena

- Solomillo a la parrilla
- Ensalada mixta con 1 cucharada de aceite de oliva y 2 cucharadas de vinagre balsámico
- 1 taza de té verde

Refrigerios

- 1 taza de frambuesas frescas (u otra fruta de temporada) con 1 taza de yogur sin azúcar con sabor a fruta
- Dip mediterráneo: ½ taza de garbanzos (en puré, mezclada con 1 cucharada de aceite de oliva), servido con rebanadas de pepino

Día 4

- Menú del Ciclo Acelerar

Día 5

Desayuno

- ½ taza de avena o sémola de maíz, cocida
- 4 claras de huevo, revueltas
- 1 melocotón fresco, en rodajas
- 1 taza de té verde

Almuerzo

- Ensalada de camarones: camarones cocidos, 3 cucharadas de cebolla picada, una cantidad generosa de hojas de lechuga, 1 tomate (grande) y 1 cucharada de aceite de oliva
- 1 camote mediano al horno
- 1 taza de té verde

Cena

- Chuletas de lomo de cerdo, asadas o a la parrilla
- Vegetales al vapor
- 1 taza de té verde

Refrigerios

- 1 taza de arándanos con 6 oz de yogur sin azúcar con sabor a frutas
- 6 oz de yogur sin azúcar con sabor a frutas o una taza de kéfir

Día 6

- Menú del Ciclo Acelerar

Día 7

Desayuno

- 2 huevos revueltos sin aceite
- 1 papa al horno, cortada en cubitos, sazonada y dorada en una sartén pequeña, cubierta con aceite de cocina en aerosol vegetal
- 1 naranja u otra fruta fresca de temporada
- 1 taza de té verde

Almuerzo

- *Chili de frijoles negros*
- Ensalada grande con 1 cucharada de aceite de oliva y 2 cucharadas de vinagre y condimentos
- 1 taza de té verde

Cena

- Hamburguesa extra magra asada
- Tomates frescos en rodajas, rociados con aderezo para ensalada sin grasa
- Ejotes u otro vegetal, al vapor
- 1 taza de té verde

Refrigerios

- *Batido de kéfir*
- 6 oz de yogur sin azúcar con sabor a frutas

Día 8

- Menú del Ciclo Acelerar

Día 9

Desayuno

- ½ taza de queso cottage Breakstone LiveActive
- 1 pera mediana, en rodajas
- 1 taza de té verde

Almuerzo

- Pechuga de pollo a la plancha
- ½ taza de frijoles pintos
- ½ taza de maíz cocido
- 1 taza de té verde

Cena

- Salmón a la plancha
- Brócoli al vapor
- Rodajas de tomate rociadas con una cucharada de aceite de oliva o de linaza mezclada con vinagre y condimentos
- 1 taza de té verde

Refrigerios

- 1 manzana mediana
- 6 oz de yogur sin azúcar con sabor a frutas

Día 10

- Menú del Ciclo Acelerar

Día 11

Desayuno

- *Batido de kéfir* (mezclado con una taza de fresas)
- 1 taza de té verde

Almuerzo

- Cantidad abundante de carne de hamburguesa asada
- 1 papa mediana al horno
- ½ taza de chícharos

Cena

- Pechuga de pavo al horno en abundancia
- Espárragos al vapor

- Ensalada grande mezclada con 1 cucharada de aceite de oliva y 2 cucharadas de vinagre y condimentos

Refrigerios
- 1 naranja mediana
- 6 oz de yogur sin azúcar con sabor a frutas

Día 12

- Menú del Ciclo Acelerar

Día 13

Desayuno
- 1 *Galleta Dr. Mike Power*
- 1 durazno mediano, en rodajas
- 1 taza de té verde

Almuerzo
- *Delicia Primavera baja en carbohidratos*
- 1 taza de té verde

Cena
- Cantidad abundante de "London broil"
- Ensalada grande mezclada con 1 cucharada de aceite de oliva y 2 cucharadas de vinagre y condimentos
- 1 taza de té verde

Refrigerios
- Batido de yogur (mezclado con fruta)
- Segunda porción de probióticos de tu elección

Día 14

- Menú del Ciclo Acelerar

Día 15

Desayuno
- 1 taza de *Lean Granola* mezclada con 6 oz de yogur sin azúcar con sabor
  a frutas (Nota: 1 taza de *Lean Granola* te da 2 porciones diarias de almidón natural)
- 1 taza de té verde

Almuerzo

- Ensalada de frutas: ½ taza de queso cottage LiveActive Breakstone con fruta picada (½ taza de fresas en cubitos y ½ taza de duraznos en cubitos), servida sobre una cantidad generosa de lechuga
- 1 taza de té verde

Cena

- Chuletas de cerdo a la plancha
- Col hervida o al vapor
- Ensalada grande mezclada con 1 cucharada de aceite de oliva y 2 de vinagre y condimentos
- 1 taza de té verde

Refrigerios

- 1 manzana mediana o pera
- Segunda porción de probióticos de tu elección

Día 16

- Menú del Ciclo Acelerar

Día 17

Desayuno

- 2 huevos cocidos (revueltos, escalfados, etc., sin aceite)
- 1 taza de fresas frescas
- 1 taza de té verde

Almuerzo

- Pechuga de pollo a la plancha
- 1 camote mediano o ½ taza de puré de calabaza
- ½ taza de maíz cocido
- 1 taza de té verde

    (*Nota:* Las porciones de camote y/o calabaza y maíz te dan 2 porciones diarias de almidón natural)

Cena

- Camarones a la plancha o cocidos
- Ejotes al vapor

- Ensalada grande mezclada con 1 cucharada de aceite de oliva y 2 de vinagre y condimentos
- 1 taza de té verde

Refrigerios
- 1 naranja mediana o nectarina
- Segunda porción de probióticos de su elección

EN 17: Perdida en las especias: 17 maneras de hacer que los vegetales y otros alimentos queden deliciosos

Cuando sigues una dieta, tienes que ser creativa. Aquí hay algunas sugerencias para obtener el máximo sabor en tus comidas, sin necesidad de utilizar grasa o azúcar.

1. Albahaca. La albahaca le da un gran sabor a los platos a base de tomate. También va muy bien con las aves de corral.

2. Caldo. Utiliza caldo de pollo y de carne bajo en sodio y en grasa para saltear carnes y preparar un arroz sabroso sin agregar aceite.

3. Pimienta de cayena. Solo una pizca realza la calabaza espagueti y los aderezos para ensalada. La pimienta de cayena puede ayudar a suprimir el apetito. Un grupo de hombres y mujeres que tomaron 900 miligramos de pimienta de cayena media hora antes de las comidas durante un período de tiempo, dijeron sentirse más satisfechos y redujeron su consumo de calorías y de grasas, según un estudio publicado en junio de 2005 en la *Revista Internacional para la Obesidad*.

4. Cebollino. Añada 1 parte de cebollino picado a 3 partes y cocine la espinaca o prepare al vapor durante 3 minutos.

5. Canela. Espolvoree esta especia dulce en la harina de avena, en los cereales calientes o en el café. Un estudio de 2003 publicado en *Diabetes Care*, informó que un solo gramo de canela disminuye la glucosa en la sangre y los niveles de colesterol en personas con diabetes tipo 2.

6. Eneldo. Conocida especialmente como una hierba para preparar encurtidos, el eneldo es delicioso con pescado, zanahorias y ensaladas. Para una salsa fácil y sencilla, mezcle con yogur y sirva con pepino en rodajas.

continúa en la próxima página

7. Ajo. Agregue al puré de papas o a la ensalada.

8. Rábano picante. Suprima la salsa y opte por el rábano picante para realzar el sabor de la carne. O haga un puré con queso cottage LiveActive Breakstone, con un poco de ajo y pimienta para un dip saludable con vegetales o para acompañar papas.

9. Condimentos italianos (por lo general, una combinación de orégano, romero, ajedrea, mejorana, albahaca y tomillo). Espolvoree en el pollo, la calabaza espagueti, vegetales y tomates.

10. Limón. Exprima el jugo fresco en ensaladas, vegetales y pescado. Ralle la corteza para obtener la cáscara (la sabrosa parte exterior). Esto realza el sabor de aves de corral, vegetales y ensaladas.

11. Menta. Es probable que no tengas menta fresca en tu jardín, pero la menta seca también es sabrosa. Sabe bien con el té, las frutas y el yogur natural.

12. Mostaza. La mostaza de Dijon les da sabor a muchos platos, desde hamburguesas de pavo a papas asadas.

13. Romero. Las hojas fragantes y con forma de aguja de esta planta leñosa son especialmente agradables con cordero y mariscos y en cualquier plato con frijoles, tomates, cebollas, papas o coliflor.

14. Salvia. Esta hierba mediterránea es especialmente sabrosa en platos a base de tomate, frijoles, atún, pollo o pavo.

15. Estragón. Este maravilloso condimento hace que las ensaladas y el pollo tengan un sabor delicioso. Para sus aderezos de ensaladas, mezcle vinagre de estragón con aceite de oliva o de linaza.

16. Tomillo. Este miembro de la familia de la menta es exquisito con zanahorias, coliflor, coles de Bruselas y con carne.

17. Vinagre. Vierta vinagre de sidra en espinacas cocidas, vinagre de hierbas o de frambuesa en ensaladas verdes, vinagre de arroz en ensalada de pollo y vinagre de malta en pescado asado.

LA CIENCIA DICE: **La verdad sobre el jarabe de maíz con alto contenido de fructosa**

Tal vez hayas visto los anuncios a favor del jarabe de maíz con alto contenido de fructosa (HFCS) que aparecen en la televisión. En primer lugar, los anuncios dicen que el HFCS no es peor que el azúcar. Bueno, esto es como decir que los cigarros no son peores que los cigarrillos. En segundo lugar, los anuncios dicen que el HFCS es natural porque está elaborado a base de maíz. Lo mismo sucede con el etanol, y yo no consumo nada de eso.

Vamos a dejar las cosas en claro. El HFCS es un edulcorante pegajoso y barato que se utiliza en refrescos, carnes, quesos y docenas de otros alimentos. Estudios recientes han planteado muchas inquietudes sobre el efecto que tiene el jarabe de maíz en la salud. El jarabe de maíz:

- Está relacionado con la obesidad. Un aumento constante en el consumo de HFCS produce también un aumento constante de la obesidad. Además, el HFCS se convierte en grasa corporal con mucha rapidez, y en algunos casos no produce siquiera energía que pueda utilizar el cuerpo. Una lata de refresco al día (equivalente a 10 cucharaditas de azúcar) puede producir un aumento de 10 libras de grasa en tan solo un año.

- Aumenta los triglicéridos, reconocido factor de riesgo para enfermedades del corazón. Además, las personas con niveles elevados de triglicéridos producen en exceso un componente químico llamado radicales libres. Estos "asaltantes" moleculares pueden dañar una variedad de estructuras celulares, incluido el ADN, y se cree que aceleran el envejecimiento.

- Aumenta la presión arterial, otro riesgo para la enfermedad cardíaca.

- Hace que el cuerpo produzca un exceso de insulina. Un alto nivel de insulina es una de las primeras señales de diabetes tipo 2.

- Está relacionado con el riesgo de la enfermedad de hígado graso no alcohólico, la enfermedad hepática progresiva más común en los Estados Unidos. En esta enfermedad, el hígado se inflama y queda con cicatrices. En ese punto, puede causar cirrosis o cáncer de hígado y, finalmente, insuficiencia hepática.

- Un pequeño estudio demostró que hace proliferar las células cancerígenas del páncreas.

continúa en la próxima página

Los científicos pusieron estas células cancerosas en recipientes de laboratorio y las alimentaron con glucosa y fructosa (la fructosa es un azúcar que se encuentra en los HFCS). Las células absorbieron la fructosa pero no la glucosa.

¿Deberías consumir menos HFCS? ¡Sí! Limita el consumo de todos los edulcorantes agregados, incluyendo el HFCS, la fructosa, la sacarosa (azúcar de mesa), la glucosa y el jarabe de maíz. De hecho, en calidad de médico, también les sugiero que supriman el consumo de refrescos y jugos de frutas.

Fuentes: *Revista Mundial de Gastroenterología,* 2010; e *Investigación del Cáncer,* 2010.

Hoja de trabajo del Ciclo Activar

La siguiente hoja de trabajo te puede ayudar a planear tus comidas. Utiliza las listas de alimentos, solo tienes que anotar lo que vas a comer cada día.

Día Activar

Desayuno
Porción de proteína o de probióticos: _____

Porción de fruta: _____

Almuerzo
Porción de proteína o de probióticos: _____

Vegetales de limpieza: _____

Cena
Porción de proteína: _____

Vegetales de limpieza: _____

Refrigerios
Segunda porción de fruta: _____

Segunda porción de probióticos: _____

Otros
Porción de grasas saludables: _____

Resumen

- Ciclo 2: Activar. Está basado en "ayunar en días alternos", en los que alternas días con calorías más bajas con días con calorías ligeramente más altas. En este ciclo, alternas días de Activar con días de Acelerar.

- Alternar tus días de dieta recarga tu metabolismo y te ayuda a prevenir los temidos estancamientos de pérdida de peso.

- Los alimentos adicionales como carbohidratos naturales se introducen en tu dieta en este ciclo.

Cuando termines el Ciclo Activar, siempre y cuando no hayas hecho trampa, habrás perdido tanto peso que tu ropa empezará a quedarte demasiado suelta. No te desconcentres ahora porque vas por muy buen camino.

5

Ciclo 3:
Adquirir

· · · · · · · · · · · · ·

Ya llevas 34 días en la dieta de 17 días. Sí, los estoy contando. Deberías estar más delgada, pues las papas fritas y los dulces ya no se están yendo a tus caderas. Te ves muy bien, la ropa te queda perfectamente y espero que estés contenta con tu progreso.

Ahora es el momento de comenzar a añadir nuevas opciones de alimentos, incluyendo cosas como pasta. Por cierto, la pasta no es el gran enemigo del cuerpo humano, aunque sí lo son las porciones del tamaño de los monumentos nacionales. Cada grupo de alimentos está representado en el Ciclo 3, y todavía se hace énfasis en los vegetales sin almidón y las proteínas magras. Ahora podrás disfrutar de un poco de alcohol, a menos que vayas a conducir, seas menor de 21 años, estés embarazada, vayas a desactivar una bomba o trabajes en una planta de energía nuclear.

En este ciclo comerás con moderación y seguirás haciendo algún tipo de ejercicio que haga funcionar tu sistema cardiovascular; solo quiero que aumentes la duración de tu ejercicio.

Hay menos reglas de alimentos en este ciclo. Sin embargo, los alimentos que consumes al lado del fregadero o de la estufa o mientras estás de pie, todavía cuentan en tu consumo diario.

Lo llamo el Ciclo Adquirir porque uno de sus objetivos principales es el de ayudarte a adquirir buenos hábitos alimenticios de por vida, como por ejemplo, controlar las porciones, comer a horas regulares e incluir alimentos saludables.

CHEQUEO: Tu progreso

☐ He perdido un número agradable de libras.

☐ Mi ropa me queda mejor.

☐ Mi talla de ropa ha bajado.

☐ Tengo más energía.

☐ La gente ha notado mi pérdida de peso y me ha felicitado.

☐ Me siento más motivada para tratar mi cuerpo con respeto.

☐ Siento menos hambre.

☐ Estoy durmiendo mejor.

☐ Mi piel se ve mejor.

☐ Mi eliminación ha mejorado.

☐ Mi estómago es más plano.

☐ Me siento más liviana.

☐ Tengo menos antojos.

☐ Mi estado de ánimo es mejor.

Algunas de ustedes ya han alcanzado su peso ideal, especialmente si solo tenían que perder 10 o 15 libras. Felicitaciones. Ahora puedes tomar una tarjeta que diga "Salir del Ciclo Adquirir y pasar directamente al Ciclo 4".

Para el resto, antes de empezar el Ciclo 3 (Adquirir), hablaremos acerca de los cambios positivos que ya han comenzado a disfrutar. Miren la lista de evaluación de progresos en esta página. Marquen todos los cambios que se apliquen. Hagan una copia de la lista de evaluación y péguenla en el refrigerador para que la próxima vez que sientan deseos de buscar esa pizza de 20 pulgadas en el congelador, se detengan y no lo hagan.

La velocidad de pérdida de peso en el Ciclo 3

Hasta ahora, has estado bajando de peso a la velocidad de la luz, o casi. En el Ciclo 3, verás que tu pérdida de peso se detiene un poco. Te digo esto para que cuando te peses en la balanza, no te sientas decepcionada, eches a perder tu dieta y prometas que no empezarás de nuevo hasta el próximo enero.

El objetivo de este ciclo es establecer hábitos saludables de alimentación y generar una pérdida de peso constante y manejable. Así que simplemente relájate y disfruta de la adición de panes y pastas integrales, frutas y vegetales, grasas, refrigerios y alcohol con moderación (una bebida alcohólica al día).

Bueno, ahora que ya te he dicho que tu pérdida de peso puede ser un poco más lenta en los próximos 17 días, déjame decirte cómo acelerarla durante el Ciclo 3. Puedes hacerlo de tres maneras:

1. **Aumenta el ejercicio aeróbico.**

   El ejercicio aeróbico, como caminar, trotar, andar en bicicleta o tomar clases de aeróbicos, es la mejor manera de quemar grasas y de acelerar la pérdida de peso. Así que si has estado haciendo ejercicio por un mínimo de 17 minutos al día, ha llegado el momento de aumentar el tiempo. La meta es hacer de 45 a 60 minutos más de ejercicio aeróbico casi todos los días de la semana.

2. **No sigas comiendo carbohidratos después de las 2:00 p.m.**

   Durante los ciclos 1 y 2, recomiendo no comer carbohidratos después de las 2:00 p.m. Si hiciste un buen trabajo para reponer tu glucógeno muscular y hepático durante todo el día —que es lo que hacen los carbohidratos—, entonces cualquier exceso de carbohidratos a finales de la tarde y en la noche, cuando generalmente estás menos activa, se convertirá fácilmente en grasa. En el Ciclo 3, puedes comer carbohidratos en la cena. Pero si quieres estimular la pérdida de peso, sigue evitando los carbohidratos después de las 2:00 p.m.

3. **Dile no al alcohol.**

   Sé que acabo de darle el visto bueno al alcohol en el Ciclo 3. Pero por favor, debes saber que el alcohol puede ocultar por completo la pérdida de peso. El alcohol sobrecarga tu hígado, el cual responde disminuyendo algunas funciones como la quema de grasas. El alcohol también produce deshidratación y hace que las libras de peso del agua aparezcan en la balanza. Si deseas una mayor pérdida de peso en este ciclo, dile no al alcohol.

Directrices del Ciclo Adquirir

1. Permanece 17 días en el Ciclo Adquirir.

2. Debido a que consumirás más alimentos, es el momento de controlar tus porciones de proteína. En lugar de comer proteínas libremente

DOCTOR, ¿PODRÍA DECIRME MÁS, POR FAVOR ?

¿Cuál es el mejor momento del día para hacer ejercicio?

La respuesta es corta: el mejor momento del día para hacer ejercicio es el que mejor funcione para ti. Por suerte, algunos científicos han estado trabajando en esto. Pero los científicos son como los jueces del programa *American Idol*. No están de acuerdo en nada, por lo que sus hallazgos siempre están en conflicto.

En cuanto a ejercitarse en la mañana, la gente quema el 10% más de calorías de grasa, según indica un estudio. Los culturistas, que no son científicos, hacen todo lo posible por ejercitarse en la mañana antes del desayuno. Dicen que es el mejor momento para eliminar la flacidez. Supuestamente, después de una noche de sueño, tus depósitos de carbohidratos son más pequeños, por lo que tu cuerpo se ve obligado a recurrir a las reservas de grasa como combustible. Pero, ¿qué saben los culturistas? Solo salen del gimnasio para participar en concursos y consumir más proteína en polvo.

La mayoría de los médicos están de acuerdo conmigo en lo siguiente: No intentes hacer ejercicio antes del desayuno en las siguientes condiciones: (1) si eres diabética o tienes un bajo nivel de azúcar en la sangre, ya que podrías sentirte mareada o con náuseas; (2) si no te gusta madrugar, hacer ejercicio a primeras horas de la mañana te parecerá tan poco atractivo como ver repeticiones del programa *Are You Smarter Than a 5th Grader?*

En cuanto a hacer ejercicio por la noche, un estudio reciente realizado por un grupo de científicos italianos encontró que las mujeres que caminaban por la noche quemaron más grasas que las mujeres que caminaron por la mañana. Sin embargo, no está claro por qué.

Una vez más, no hay momentos malos para hacer ejercicio, excepto tal vez ahora, cuando espero que estés leyendo este capítulo.

como en los dos ciclos anteriores, asegúrate de que las porciones de pescado, aves y carne sean más pequeñas, aproximadamente del tamaño de una esponja de cocina mediana. De hecho, puedes usar esa esponja para absorber cualquier resto de grasa que pueda haber en la carne.

3. Retira la piel del pollo y del pavo antes de cocinarlo o cómpralo sin piel.

4. Retira toda la grasa visible de la carne.

5. Puedes comer hasta dos huevos al día. Sin embargo, no comas más de cuatro yemas por semana si tu médico te ha diagnosticado colesterol alto. Puedes comer claras de huevo sin restricción.

6. Disfruta de tantos vegetales y frutas frescos como quieras. Para mayor comodidad, los productos congelados y en conserva están permitidos, siempre y cuando se consuman con moderación. Estos productos deben ser sin azúcar.

7. Puedes tomar una bebida alcohólica al día: 5 oz de vino, 12 oz de cerveza o 1½ onzas de licor. Atención a todas las personas que lean esto: Noten que dije "una". Si vas a una fiesta, debes tomar una copa y pasar el resto de la noche tomando bebidas sin alcohol ni calorías, como por ejemplo, agua tipo seltzer saborizada. (Esto te ayudará a evitar momentos embarazosos mientras participas en el karaoke). Por favor, recuerda que el alcohol tiene un efecto deshidratante y puede interferir con la quema de grasas y la pérdida de peso. Sin embargo, un trago al día tiene un efecto positivo en los niveles de colesterol. La evidencia acumulada sugiere que el consumo moderado de alcohol puede disminuir el riesgo de ataques cardíacos.

8. No comas más de dos porciones diarias de la lista de almidones naturales.

9. No te preocupes por comer toda la comida permitida cada día. Si olvidas consumir tu segunda porción de lácteos o de carbohidratos o te sientes demasiado llena para comer, no hay ningún problema.

10. Come despacio y solo hasta que te sientas llena; no sobrecargues tu estómago. Utiliza mi medidor de hambre/saciedad como un indicador para no atiborrarte de comida.

11. Empieza a aumentar la cantidad de ejercicio aeróbico por semana. Haz ejercicio por un mínimo de 150 a 300 minutos por semana, dependiendo de tu condición física (cinco sesiones de 30 o 60 minutos).

Lista ampliada de alimentos del Ciclo Adquirir

Según se indique, agrega alimentos a tu dieta, además de los que consumiste en los dos primeros ciclos.

LA CIENCIA DICE: **Si tienes que beber alcohol en tu dieta, bebe vino tinto**

Aquí estamos de nuevo con el tema del alcohol. Hay una investigación sorprendente que quiero compartir con ustedes acerca de uno de mis grupos favoritos de alimentos: el vino tinto. He mencionado antes que el vino tinto contiene una sustancia protectora del corazón, llamada resveratrol, que sirve para todo, menos para llevarte a la luna.

Al parecer, el resveratrol también puede reducir el número de células grasas en nuestro organismo, y los científicos creen que algún día se podrá utilizar para tratar o prevenir la obesidad.

Hace varios años, investigadores de la Universidad de Ulm en Alemania, tomaron una cepa humana de precursores de células grasas, llamadas preadipocitos, unas células "bebés" que se convierten en células adiposas maduras.

En este estudio sobre las células, encontraron que el resveratrol inhibe el crecimiento de las células precursoras de grasa y les impide convertirse en células adiposas maduras.

Además, el resveratrol obstaculizó el almacenamiento de grasa.

Esto tiene sentido si piensas en las mujeres francesas: son delgadas, a pesar de que llevan una dieta alta en grasas y beben mucho vino. De hecho, y según las estadísticas más recientes, las mujeres francesas tienen el índice más bajo de masa corporal —la medida del peso teniendo en cuenta la estatura de una persona— en toda Europa.

Los científicos creen que el resveratrol del vino tinto es un quemador de grasas, y esto explica por qué las francesas pueden comer grasa y mantenerse delgadas.

Fuente: *Revista Americana de Nutrición Clínica, 2010.*

Proteínas

Pescados y mariscos (de las listas de Acelerar y Activar)

Carnes magras (de las listas de Acelerar y Activar)

Aves de corral (de las listas de Acelerar y Activar, incluyendo huevos y claras de huevo)

Aves de corral adicionales:

Gallina

Codorniz

Faisán

Tocino de pavo bajo en grasa, salchicha o carne de fiambre

Tocino canadiense

Almidones naturales

Panes (1 rebanada = 1 porción)

Trigo partido

Pan enriquecido con fibra

Pan sin gluten

Pan integral de multicereales

Pan de salvado de avena

Pan sin azúcar

Pan integral de centeno

Pan de centeno

Bagel de cereal integral (medio = 1 porción)

Pan pita de trigo integral, 1

Tortilla de trigo integral de 10"

Cereales ricos en fibra (1 taza = 1 porción, a menos que se indique lo contrario)

All-Bran

All-Bran Extra

All-Bran Buds

Fiber One

Cereales fríos sin gluten

Granola baja en azúcar (½ taza = 1 porción)

Pasta (½ taza = 1 porción)

Pasta de trigo integral

Pasta sin gluten

Pasta a base de vegetales

Pasta con alto contenido de fibra

Fideos udon

Vegetales: ilimitados

Todos los vegetales de limpieza

Alfalfa

Brotes de brócoli

Chiles

Cilantro

Hinojo

Hojas de parra

Jícama

Algas marinas y otras algas comestibles

Colinabo

Nopales (cactus comestible)

Vainas de chícharos

Rábanos

Ruibarbo

Nabo sueco

Calabaza de verano

Acelgas

Frijoles americanos (cualquier variedad)

Calabacín

Prácticamente cualquier vegetal

Frutas: 2 porciones al día*

Albaricoques

Bananas

Cerezas

Pasas de Corinto

Higos

Kiwi

Kumquat

Guayaba

Mango

Papaya

Piña

Granada

Mandarina

Tangelo

Prácticamente cualquier fruta fresca

*Porción = 1 fruta entera o picada

Nota: Si estás cuidando tu consumo de azúcar, consume frutas bajas en azúcar. Éstas incluyen manzanas, bayas (todas las variedades), cerezas, toronja, naranja, melocotón, pera y ciruelas.

Probióticos, productos lácteos y sustitutos lácteos: 1 o 2 porciones diarias

Nota: A algunas personas no les gustan los productos lácteos o no pueden digerirlos correctamente. Si eres una de ellas, consume sustitutos lácteos (ver más abajo). Consume al menos una porción diaria de esta lista mientras estás en el Ciclo Adquirir.

Alimentos probióticos y los ciclos Acelerar y Activar

Quesos bajos en calorías (brie, camembert, fontina, queso cheddar bajo en grasa, edam, feta, de cabra, Limburgo y mozzarella parcialmente bajos en grasa) (2 onzas = 1 porción)

Queso cottage bajo en grasa (½ taza = 1 porción)

Leche baja en grasa, incluyendo leche descremada (1 taza = 1 porción)

Queso ricotta bajo en grasa (½ taza = 1 porción)

Sustitutos lácteos: leche de arroz, de almendras o de soya sin azúcar (1 taza = 1 porción)

Grasas saludables: 1 o 2 cucharadas soperas al día, a menos que se indique lo contrario

Aguacate (¼ = 1 porción)

Aceite de canola (1 cucharada = 1 porción)

Aceite de nuez (1 cucharada = 1 porción)

Mayonesa baja en grasa (2 cucharadas = 1 porción)

Mayonesa (1 cucharada = 1 porción)

Frutos secos o semillas, sin aceite (2 cucharadas = 1 porción)

Margarinas bajas en calorías (2 cucharadas = 1 porción)

Aderezos para ensalada bajos en grasa (2 cucharadas = 1 porción)

Aderezos para ensalada (1 cucharada = 1 porción)

Margarinas libres de grasas trans (1 cucharada = 1 porción)

Refrigerios opcionales

Estos bocadillos tienen menos de 100 calorías. Además, llenan y son divertidos de comer.

Queso babybell bajo en grasa: 2 discos

Barra de frutas congelada

Fudgsicle, 100 calorías por barra

Barra de granola, baja en azúcar y en grasa

Palomitas de maíz para microondas, light (4 tazas)

Sándwich de helado Skinny Cow

Taza de pudín sin azúcar

Queso en trenza: 1 barra

Facilitando la planificación de las comidas

Durante los próximos 17 días comerás:

- Porciones controladas de proteínas de una lista ampliada.
- Cantidades abundantes de vegetales de una lista ampliada.

- Dos porciones de almidones naturales de una lista ampliada.
- Dos porciones de fruta de una lista ampliada.
- Una o dos porciones de probióticos, de productos lácteos bajos en grasa o de sustitutos lácteos.
- Una porción de grasa de una lista ampliada.
- Refrigerios opcionales.
- Una porción diaria (y opcional) de alcohol.

Este es un día típico del Ciclo Adquirir:

Desayuno
- ½ taza de cereal caliente de cereal integral o 2 huevos o 4 claras de huevo, preparadas sin aceite; 1 *Galleta Dr. Mike Power* o una porción de probióticos
- 1 porción de fruta

Almuerzo
- Porciones controladas de proteína en forma de pescado, mariscos, carne, pollo o huevos, o vegetales + 1 porción de probióticos lácteos o de sustituto lácteo
- 1 porción de almidón natural
- Cantidades ilimitadas de vegetales

Cena
- Porciones controladas de proteína provenientes de pescados, mariscos, carne, pollo o pavo
- Cantidades ilimitadas de vegetales

Refrigerios
- Segunda porción de fruta, o
- Segunda porción de probióticos, productos lácteos o sustitutos lácteos; o
- Alimentos de la lista opcional de refrigerios

Adicional
- 1 porción (1 o 2 cucharadas de grasas saludables en ensaladas, vegetales o para cocinar)

LA CIENCIA DICE: La liposucción tiene beneficios para la salud

¿Estás pensando en hacerte una liposucción? Habla con tu médico. Al igual que todos los procedimientos, la liposucción tiene riesgos. Sin embargo, se ha descubierto que la liposucción ayuda a revertir la diabetes tipo 2 y a reducir el colesterol.

Como mencioné anteriormente, la obesidad hace que las células de tu cuerpo se vuelvan resistentes a la insulina.

El resultado es que el azúcar no puede entrar en tus células, y tu nivel de azúcar en la sangre aumenta.

La liposucción parece revertir ese proceso. En un estudio realizado en el Centro Médico Downstate de Brooklyn, un cirujano les extirpó un promedio de 12 libras de grasa a siete mujeres jóvenes con diabetes tipo 2. Después del procedimiento, sus células perdieron la resistencia a la insulina y sus niveles de azúcar en la sangre disminuyeron. Estos resultados son sorprendentes. Se trata de un estudio pequeño, así que será interesante ver si los futuros estudios sobre la liposucción encuentran que este procedimiento también mejora la resistencia a la insulina.

La otra ventaja de la liposucción es la siguiente: extraer solo 6 libras de grasa puede reducir tu nivel de colesterol de forma espectacular. Esa es la conclusión de los investigadores de la Universidad de Salzburgo. Ellos creen que extraer pequeñas cantidades de grasa produce cambios benéficos en el metabolismo del paciente.

Aunque yo prefiero que mejores tu salud con los métodos tradicionales —dieta, ejercicio, determinación, fuerza de voluntad y dedicación—, estos estudios son prometedores.

17 ejemplos de menús

Los siguientes ejemplos te servirán para crear tus propios menús mientras estás en el Ciclo Adquirir. Puedes seguirlos al pie de la letra o crear los tuyos propios.

Bebida para despertar

Bebe una taza de 8 onzas de agua caliente cada mañana después de despertarte. Exprime medio limón en el vaso, ya que el limón estimula los jugos gástricos. Tu meta es beber por lo menos seis a siete vasos de agua al día.

La velocidad a la que quemas calorías disminuye si estás deshidratada. Y si lo estás, tu cuerpo no absorberá los nutrientes adecuadamente.

Día 1

Desayuno

- 1 rebanada de pan de trigo integral
- 1 huevo escalfado, pasado por agua o duro
- ½ toronja
- 1 taza de té verde

Almuerzo

- Ensalada César con pollo: pechuga de pollo a la plancha cortada en trozos, 2 tazas de lechuga romana, otros vegetales para ensalada de tu preferencia, 2 cucharadas de aderezo César light
- 1 rebanada de pan de trigo integral
- 1 porción de fruta fresca
- 1 taza de té verde

Cena

- Lomo de cerdo al horno
- 1 a 2 tazas de ensalada mixta con 2 cucharadas de aderezo sin grasa
- 1 taza de té verde

Refrigerios

- 1 porción de probióticos, de lácteos o de sustituto lácteo
- 1 barra de fruta congelada

Día 2

Desayuno

- 1 taza de cereal rico en fibra (por ejemplo, Bran Buds o Fiber One)
- 1 taza de leche (8 onzas) descremada, al 1%, de leche de soya o de otro sustituto lácteo
- 1 taza de bayas frescas
- 1 taza de té verde

Almuerzo

- Pita sándwich: 1 pan pita de trigo integral relleno con lechuga picada y tomate; 2 cucharadas de queso feta sin grasa en trocitos y 1 cucharada de aderezo italiano para ensalada.
- 10 zanahorias tipo baby
- 1 taza de té verde

Cena

- Pollo a la parrilla: pechuga sin piel con salsa de barbacoa; ase o lleve al horno hasta que esté cocinada.
- Vegetales al vapor, como espárragos, frijoles americanos, brócoli o coliflor
- 1 taza de té verde

Refrigerios

- Segunda fruta
- 1 sándwich de helado Skinny Cow

Día 3

Desayuno

- 1 taza de yogur natural
- 1 banana en rodajas
- 1 tostada de trigo molido
- Mermelada, 1 cucharada (para mezclar con yogur o sobre pan tostado)
- 1 taza de té verde

Almuerzo

- Camarones para pelar y comer (hervidos o al vapor)
- ¼ taza de salsa de cóctel
- ½ taza de ensalada de col baja en grasas (puede preparar una versión baja en grasa mezclando una bolsa de ensalada de col con aderezo para esta ensalada baja en grasa)
- 1 camote mediano al horno
- 1 taza de té verde

Cena

- Salmón asado o a la plancha
- Ejotes verdes al vapor u otro vegetal
- 1 taza de té verde

Refrigerios

- Segunda porción de fruta
- Segunda porción de probióticos, de lácteos o de sustituto lácteo

Día 4

Desayuno

- 1 *Galleta Dr. Mike Power*
- 1 taza (8 onzas) de leche descremada, al 1%, de leche de soya o de sustituto de otro producto lácteo
- 1 taza de fresas frescas
- 1 taza de té verde

Almuerzo

- Carne molida de res magra (salteada) mezclada con salsa marinara baja en carbohidratos y servida sobre ½ taza de pasta de trigo integral o sin gluten
- 1 a 2 tazas de ensalada mixta con 2 cucharadas de aderezo bajo en grasa
- 1 taza de té verde

Cena

- 1 tazón grande de *Sopa de pollo y vegetales*
- 1 taza de té verde

Refrigerios

- Segunda porción de fruta
- Segunda porción de probióticos, de productos lácteos o de sustituto lácteo
- 1 sándwich de helado Skinny Cow

Día 5

Desayuno

- 2 huevos revueltos
- 2 rebanadas de tocino de pavo bajo en grasa
- 1 taza de fresas frescas
- 1 taza de té verde

Almuerzo

- Sándwich de atún: atún con 1 cucharada de mayonesa, apio y cebolla picados, servido con dos rebanadas de pan integral.
- 1 pera fresca
- 1 taza de té verde

Cena

- *Delicia Primavera baja en carbohidratos*
- 1 taza de té verde

Refrigerios

- 1 porción de probióticos, de productos lácteos o de sustituto lácteo
- 1 Fudgsicle de 100 calorías

Día 6

Desayuno

- 1 taza de yogur con sabor a frutas sin azúcar
- ½ taza de *Lean Granola*
- 1 fruta fresca (por ejemplo, un melocotón, ¼ de melón, ½ toronja o una naranja)
- 1 taza de té verde

Almuerzo

- Tomate relleno con ensalada de cangrejo: Mezcla la carne de cangrejo con una cucharada de mayonesa baja en grasa, 2 cucharadas de apio picado y sirva sobre una cantidad generosa de lechuga.
- 1 papa mediana al horno con una cucharada de crema agria sin grasa o ½ taza de arroz integral o basmati
- 1 manzana mediana
- 1 taza de té verde

Cena

- Carne al horno
- Calabacín salteado con aceite de oliva y 1 cucharada de especias italianas
- 1 taza de té verde

Refrigerios

- Segunda porción de probióticos, de productos lácteos o de sustituto lácteo
- 1 barra de fruta congelada

Día 7

Desayuno

- ½ taza de queso cottage bajo en grasa o sin grasa
- 1 taza de trozos de piña fresca o enlatada en su propio jugo
- 1 taza de té verde

Almuerzo

- Sándwich de queso a la plancha: coloque 2 rodajas de queso y 2 rebanadas de tomate entre 2 rebanadas de pan de trigo integral y cocine en una sartén rociada con un poco de aceite de cocina en aerosol o hasta que esté tostado y bien cocinado.
- 1 taza de zanahorias tipo baby o vegetales frescos picados
- 1 taza de té verde

Cena

- Muslos de pollo al horno, sin piel
- Vegetales al vapor
- 1 a 2 tazas de ensalada mixta con 2 cucharadas de aderezo bajo en grasa
- 1 taza de té verde

Día 8

Desayuno

- 1 *Galleta Dr. Mike Power*
- 1 banana en rodajas
- 1 taza de leche sin grasa o con acidófilos
- 1 taza de té verde

Almuerzo

- *Chili con pavo*
- 1 porción de fruta fresca
- 1 taza de té verde

Cena

- Salmón a la plancha
- 1 a 2 tazas de ensalada mixta con 2 cucharadas de aderezo sin grasa
- 1 taza de té verde

Refrigerios

- 1 porción de probióticos, de lácteos o de sustituto lácteo
- 1 barra de fruta congelada

Día 9

Desayuno

- ½ taza de *Lean Granola*
- 6 onzas de yogur con sabor a frutas sin azúcar
- 1 taza de fresas frescas

Almuerzo

- *Súper ensalada*
- 1 taza de té verde

Cena

- Filete de solomillo
- 1 papa mediana al horno cubierta con una cucharada de crema agria sin grasa (opcional)
- Vegetales al vapor como espárragos, frijoles americanos, brócoli o coliflor
- 1 taza de té verde

Refrigerios

- Segunda fruta
- 1 sándwich de helado Skinny Cow

Día 10

Desayuno

- ½ taza de avena cocida
- ½ toronja
- 1 taza de té verde

Almuerzo

- *Ensalada niçoise*
- 1 taza de té verde

Cena

- Pechuga de pavo al horno
- 1 camote mediano al horno
- Habichuelas al vapor u otro vegetal
- 1 taza de té verde

Refrigerios

- Segunda porción de fruta
- Segunda porción de probióticos, de productos lácteos o de sustituto lácteo

Día 11

Desayuno

- *Tortilla española*
- 1 manzana o pera mediana
- 1 taza de té verde

Almuerzo

- Carne molida de res magra (salteada), mezclada con salsa marinara baja en carbohidratos y servida sobre ½ taza de pasta de trigo integral o sin gluten
- 1 a 2 tazas de ensalada mixta con 2 cucharadas de aderezo bajo en grasa
- 1 taza de té verde

Cena

- *Pescado con ajonjolí*
- Ejotes al vapor
- ½ taza de bellotas o calabaza
- 1 taza de té verde

Refrigerios

- Segunda porción de fruta
- Segunda porción de probióticos, de productos lácteos o de sustituto lácteo
- 1 sándwich de helado Skinny Cow

Día 12

Desayuno

- 4 claras de huevo revueltas
- 1 rebanada de tocino canadiense

- 1 taza de melón en bolitas
- 1 taza de té verde

Almuerzo
- Sándwich de pollo: pollo a la plancha o al horno con 1 cucharada de mayonesa, apio y cebolla picada, servido entre 2 rebanadas de pan integral.
- 1 pera fresca, o cualquier fruta de temporada
- 1 taza de té verde

Cena
- 2 chuletas de cordero asadas
- Brócoli o coliflor al vapor
- Zanahorias cocidas
- 1 taza de té verde

Refrigerios
- 1 porción de probióticos, de productos lácteos o de sustituto lácteo
- 1 Fudgsicle de 100 calorías

Día 13

Desayuno
- 1 taza de yogur con sabor a frutas sin azúcar
- 1 fruta fresca (un melocotón, ¼ de melón, ½ toronja o una naranja)
- 1 taza de té verde

Almuerzo
- Sándwich de pavo bajo en grasa, 1 rebanada de queso suizo bajo en grasa, mostaza, lechuga y 1 rodaja de tomate entre 2 rebanadas de pan de centeno
- 1 manzana mediana
- 1 taza de té verde

Cena
- Pechuga de pollo al horno
- Calabacín salteado con aceite de oliva y 1 cucharada de especias italianas
- 1 taza de té verde

Refrigerios

- Segunda porción de probióticos, de productos lácteos o de sustituto lácteo
- 1 barra de fruta congelada
- 1 taza de té verde

Día 14

Desayuno

- 2 huevos revueltos
- 1 rebanada de pan integral tostado
- 1 taza de trozos de piña fresca o enlatada en su jugo
- 1 taza de té verde

Almuerzo

- *Wraps de lechuga*
- 1 taza de té verde

Cena

- Hamburguesa de pavo asada
- Papas fritas light
- 1 a 2 tazas de ensalada mixta con 2 cucharadas de aderezo bajo en grasa
- 1 taza de té verde

Día 15

Desayuno

- *Batido de yogur*
- 1 rebanada de pan de trigo integral
- 1 taza de té verde

Almuerzo

- Ensalada César con pollo: pechuga de pollo a la plancha en trozos; 2 tazas de lechuga romana y otros vegetales de su elección, 2 cucharadas de aderezo César light.
- 1 porción de fruta fresca
- 1 taza de té verde

Cena

- Lomo de cerdo al horno
- 1 camote mediano o ½ taza de puré de calabaza
- 1 taza de té verde

Refrigerios
- 1 porción de probióticos, de productos lácteos o de sustituto lácteo
- 1 barra de fruta congelada

Día 16

Desayuno
- 1 taza de cereal rico en fibra (por ejemplo, Bran Buds o Fiber One)
- 1 taza (8 onzas) de leche descremada, con acidófilos, al 1%, o de soya o de sustituto de otros productos lácteos
- 1 banana en rodajas
- 1 taza de té verde

Almuerzo
- *Taco Salad*
- 1 taza de té verde

Cena
- *Pollo a la barbacoa horneado*
- Vegetales al vapor como espárragos, frijoles americanos, brócoli o coliflor
- 1 taza de té verde

Refrigerios
- Segunda fruta
- 1 sándwich de helado Skinny Cow

Día 17

Desayuno
- 1 taza de yogur natural
- 1 taza de fresas frescas
- Mermelada, 1 cucharada (para mezclar con el yogur)
- 1 taza de té verde

Almuerzo
- Camarones para pelar y comer (hervidos o al vapor)
- ¼ taza de salsa de cóctel
- ½ taza de maíz
- 1 taza de té verde

Cena
- Carne
- 1 papa mediana al horno con una cucharada de crema agria
- 1 a 2 tazas de ensalada mixta con 1 cucharada de aceite y 2 de vinagre
- 1 taza de té verde

Refrigerios
- Segunda porción de fruta
- Segunda porción de probióticos, de productos lácteos o de sustituto lácteo
- 1 taza de pudín sin grasa

Hoja de trabajo del Ciclo Adquirir

Esta hoja de trabajo puede ayudarte a planear tus comidas. Al utilizar las listas de alimentos, solo tienes que anotar lo que vas a comer cada día.

Desayuno
Porción de proteínas, probióticos o productos lácteos bajos en grasa:

_____

Porción de almidón: _____

Porción de fruta: _____

Almuerzo
Proteínas: _____

Porción de almidón: _____

Vegetales: _____

Cena
Porción de proteínas: _____

Vegetales: _____

Refrigerios
Segunda porción de fruta: _____

Segunda porción de probióticos o de lácteos bajos en grasa: _____

_____

Refrigerio opcional: _____

Otros

Porción de grasas saludables: _____

LA CIENCIA DICE: Duerme y perderás (peso)

Los investigadores están aprendiendo más sobre la importancia del sueño en la pérdida de peso. Dormir adecuadamente mantiene en equilibrio importantes hormonas del apetito y de la pérdida de peso para que te sientas satisfecha con lo que comes. La falta de sueño desequilibra los niveles de estas hormonas. Además, las personas tienen menos probabilidades de comer de un modo saludable cuando están cansadas.

Los médicos acostumbran dormir poco, lo que podría explicar por qué muchos son gordos. Estar privados de sueño es algo que se remonta a nuestros días de prácticas, cuando muchas veces tuvimos que permanecer despiertos durante treinta horas seguidas. Recuerdo que una vez asentí con la cabeza, y casi me estrangulo con mi estetoscopio.

Si no tienes tiempo para dormir de noche, intenta programar al menos una siesta corta durante el día. Dormir una siesta puede contribuir a la pérdida de peso, según un estudio publicado en la *Revista Americana de Fisiología, Endocrinología y Metabolismo*. (Esto debería ser una gran noticia, a menos que tengas un recién nacido en casa, o de lo contrario, podrían despedirte por dormir en el trabajo).

De todos modos, el estudio analizó los niveles de hormonas en 41 hombres y mujeres que formaron parte de un experimento de privación del sueño durante siete días. A quienes se les permitió dormir la siesta durante dos horas después de una noche sin sueño mostraron una disminución significativa de la hidrocortisona, una hormona relacionada con los altos niveles de estrés y aumento de peso en el vientre.

Así que olvídate de contar las calorías, y comienza a contar ovejas.

Si tienes que perder más peso

Si tienes que perder más peso al final del Ciclo 3, tienes varias opciones:

- Volver a acelerar durante 17 días, continúe 17 días en Activar, y siga otros 17 días en Adquirir, o

DOCTOR, ¿PODRÍA DECIRME MÁS, POR FAVOR ?

¿Por qué no puedo tomar refrescos de dieta en la dieta de 17 días?

Bueno, sí puedes. Pero no me lo cuentes.

Los refrescos dietéticos parecen ser el sueño de una persona que está a dieta: puedes tomar tantos como quieras, y nada de eso se acumulará en tus muslos, ¿verdad? Falso. Éstas bebidas gaseosas tienen una composición engañosa que te hace subir de peso. Te explicaré por qué: las bebidas dietéticas están endulzadas con edulcorantes artificiales, que pueden ser más dulces que el azúcar normal. Ese sabor tan completamente dulce puede desatar tu deseo natural por alimentos azucarados y ricos en calorías. Mientras más los consumas, más fuertes serán esas ansias, haciendo que consumas dulces de verdad. Toma refrescos dietéticos con moderación, pero procura beber más agua, agua efervescente o tipo seltzer, las cuales controlan tus ansias y no producen deseos de atiborrarse de comida chatarra.

- Volver a Activar durante 17 días, seguir 17 días en Adquirir, o
- Continuar en Adquirir hasta llegar a su peso ideal.

Sugerencia: Si estás muy cerca de tu meta de peso al final de tu primer Ciclo Adquirir, es mejor que regreses por 17 días al Ciclo Acelerar para alcanzar tu meta con mayor rapidez.

Mientras terminamos este ciclo, pensemos un momento sobre lo bien que se siente bajar de peso. Reemplazar esas libras perdidas deberían traducirse en una nueva sensación de autocontrol, mejor salud y acondicionamiento físico, ropas sueltas, cumplidos y elogios continuos, una mejor apariencia física, una gran emoción y mucho orgullo y satisfacción.

Sé que no ha sido fácil. Pero perder peso te dará una verdadera satisfacción, algo que nunca podría darte un *Happy Meal* de McDonalds.

Resumen

- Ciclo 3: Adquirir es un programa alimenticio más moderado y liberal que te permite una amplia gama de alimentos saludables, consumidos en porciones adecuadas para seguir perdiendo peso.

- La pérdida de peso puede hacerse más lenta durante el Ciclo 3, pero se puede acelerar si: (1) aumentas tu ejercicio aeróbico, (2) no consumes carbohidratos de ningún tipo después de las 2 p.m. y (3) te abstienes del alcohol.

- El propósito del Ciclo 3 es ayudarte a adquirir buenos hábitos alimenticios.

6

Ciclo 4:
Llegar

• • • • • • • • • •

Lo **han logrado!** ¡Aplausos para todos y para todas!

Comenzaron la dieta de 17 días, y decidieron que la harían solo por 17 días. Eso tuvo un efecto maravilloso, y entonces se comprometieron a seguirla por otros 17 días, y luego por otros 17. Se sintieron tan bien consigo mismos y orgullosos de sus logros, que decidieron alcanzar sus metas. Y al sumar los ciclos de 17 días, la lograron.

¡Libraron la batalla para perder peso y la ganaron! Ahora es el momento de mantener el peso perdido, pero ¿cómo hacerlo? Con lo que yo llamo el Ciclo Llegar, porque ya han llegado a su meta de peso. Este es un logro muy grande e importante, algo que muchas personas no consiguen hacer. Lo importante ahora es permanecer en este peso.

En este punto del libro, tengo que ser sumamente honesto y hablar de una cosa muy importante, algo que no se debe mencionar, algo que nadie quiere reconocer.

Siempre estarás en algún tipo de dieta.

No podrás volver a tus hábitos alimenticios anteriores y mantener el peso perdido al mismo tiempo porque esos mismos hábitos —como por ejemplo, comer comida chatarra en exceso y estar inactiva—, fueron los que te condujeron a que aumentaras de peso en primer lugar. Así que tendrás que hacer dieta si quieres mantener la pérdida de peso. Los planes para este mantenimiento de peso, en la dieta vernácula, en realidad no significan otra cosa que seguir otra dieta.

¿Cómo es eso de que tengo que seguir una dieta para siempre?

Sí, así es, siempre tendrás que cuidar tu peso. Lo siento. Mantener el peso perdido es como un oso grande, hambriento y gruñón. Cuando haces una dieta, la debes hacer por siempre.

¿Entendido? Bueno, al menos divirtámonos haciéndolo.

Lo que propongo como "estrategia para mantener a raya el peso" es tomarse los fines de semana libres.

Seamos realistas: los fines de semana nunca han sido buenos para las dietas. Recibes una promoción laboral el viernes, y entonces comes. O te pones cómoda para ver una película el viernes o el sábado, y comes. O vas a una fiesta, y comes. El problema es que, desde las 6:00 p.m. del viernes hasta la hora de dormir del domingo, tu vida cambia. Tu horario es más flexible, lo que te permite comer más refrigerios. Luego están los compromisos sociales; las comidas por fuera de casa, las fiestas de cumpleaños, el brunch del domingo, todo esto te puede hacer caer en la trampa. Parece como si necesitaras ponerte varias capas de cinta adhesiva en la boca para no atiborrarte de comida.

Tener los fines de semana libres te permite ciertos excesos, haciendo que sea más fácil encarrilarte de nuevo el día lunes. La mayoría de la gente puede ser muy disciplinada de lunes a jueves: eligen sus comidas con cuidado, hacen un poco de ejercicio y ven resultados decentes en la balanza. El Ciclo Llegar aprovecha estos ritmos normales de la vida y construye un plan de mantenimiento factible alrededor de ellos.

En pocas palabras, puedes mantener un peso saludable de la siguiente manera: Sé obediente durante la semana y luego disfruta durante el fin de semana. La mayoría de la gente hace esto para perder de peso: te aconsejo que lo hagas para mantener el peso perdido.

Te daré la mejor dieta posible. Seguirás haciendo una dieta con control de calorías durante la semana, y entonces podrás comer lo que quieras durante los fines de semana. Pierdes un montón de libras y mantienes el peso perdido, porque nunca te aburres con lo que te propongo durante los fines de semana.

El Ciclo Llegar también es estratégico en términos metabólicos. Puedes controlar tu peso de manera eficiente porque estás haciendo que tu metabolismo entre de nuevo en acción. ¿Por qué? Porque estarás comiendo de manera controlada durante cinco días, y luego consumirás más calorías durante dos días. Al añadir calorías a tus comidas —hamburguesas, pan, helado, vino, queso y todo lo que quieras—, estarás acelerando tu metabolismo.

Luego, cuando tu metabolismo esté a toda marcha, vuelves a tu dieta el día lunes, quemando calorías con mayor rapidez que nunca. Básicamente, el Ciclo Llegar hace que tu metabolismo se mantenga adivinando, por lo que nunca tiene la oportunidad de hibernar. Como tu metabolismo ya está bien entrenado debido a mejores hábitos alimenticios y a una mejor digestión, hacer algunas trampas durante el fin de semana no tendrá un efecto adverso.

El Ciclo Llegar no significa excederse en todo. Puedes comer algunos de los alimentos favoritos con moderación. Por ejemplo, la noche del viernes: una cena en un restaurante con uno o dos cócteles en tu restaurante favorito. Sábado: una o dos porciones de pizza en el almuerzo o la cena, y un postre. Domingo: un desayuno de panqueques con jarabe de arce.

Una buena regla a seguir mientras estabilizas tu peso es no comer más de una a tres "comidas favoritas" cada fin de semana.

A esto le llamo "trampa estratégica".

Debo agregar una advertencia: Si la única vez en que no te llevas nada a la boca es cuando duermes, es probable que tengas un trastorno alimenticio o que lo hayas tenido. Si es así, esta forma de comer no es para ti. Sin embargo, el 99% de las personas que siguen la dieta de 17 días están preparadas y motivadas para vivir el Ciclo Llegar. Te daré algunas estrategias completamente fáciles para planear una trampa estratégica, de modo que los fines de semana no terminen haciendo que te atiborres de comida durante la semana.

Suspira aliviada. La vida está a punto de ser normal mientras logras mantener un peso normal, saludable y adorable.

Comienza el Ciclo Llegar

El Ciclo Llegar es único para ayudarte a mantener el peso perdido, al mismo tiempo que te permite disfrutar y comer libremente tus alimentos favoritos los fines de semana.

Básicamente, el Ciclo Llegar funciona así:

- Desde el desayuno del lunes hasta el almuerzo del viernes: disfruta de los planes de comida de uno de tus ciclos favoritos: Acelerar, Activar o Adquirir.

- Desde la cena del viernes hasta el almuerzo del domingo: disfruta de tus alimentos y comidas favoritos con moderación durante el fin de semana.

- No comas más de una a tres comidas favoritas durante el fin de semana, pero no en exceso. Come despacio y disfruta de tu comida.

- Si lo deseas, disfruta de bebidas alcohólicas con moderación durante el fin de semana (de 1 a 2 al día): 1½ oz de licor, 5 oz de vino o 12 oz de cerveza.

- Puedes incluir sopas en el menú diario, siempre y cuando sean a base de caldo. Evita las sopas con leche o crema. Tomar sopa antes de una comida te ayudará a controlar el apetito y sentirte llena.

- Para tu porción de fruta, puedes sustituir por jugo de frutas (sin azúcar), no más de ¾ de taza por porción.

- No dudes en disfrutar de una taza de jugo de vegetales a manera de refrigerio.

- Sigue utilizando condimentos con moderación. Elíjelos sin grasa y bajos en calorías, como aderezos bajos en grasa, especias, hierbas, jugo de limón o lima, vinagre y salsa picante.

- Haz ejercicio los fines de semana, así como entre semana.

- Me gustaría que todos los lunes renovaras tu compromiso contigo mismo y con tu nuevo y maravilloso cuerpo. Haz esto, y controlarás tu manera de comer semana tras semana con una estrategia que te garantizará el éxito.

Estilo de vida del Ciclo Llegar

Déjame darte un ejemplo de cómo funciona este ciclo en la vida real. Mary perdió 30 libras con la dieta de 17 días. Para mantener el peso perdido, ella sigue el Ciclo Acelerar de lunes a viernes, y programa sus comidas favoritas para los fines de semana, cuando come lo que más le gusta. La planificación es clave, es mucho mejor que los atracones espontáneos de comida.

"Era importante saber que iba a darme ese gusto", dice Mary. "Pero más importante aun era saber que todos los lunes yo iba a regresar a la dieta de 17 días, y siempre lo hice".

Esta es una semana típica de Mary:

Lunes

Desayuno

- 6 oz de yogur natural bajo en grasa, mezclado con una taza de fresas o de otra fruta (picada)
- 1 taza de té verde

Almuerzo

- Una ensalada grande con diversos vegetales de limpieza y un poco de aderezo de linaza
- 1 manzana mediana
- 1 taza de té verde

Cena

- Una cantidad abundante de salmón a la plancha o al horno
- Cantidades abundantes de vegetales de limpieza, al vapor o crudos
- 1 taza de té verde

Refrigerios

- 6 oz de yogur con sabor a frutas sin azúcar o 1 taza de yogur natural bajo en grasa
- Zanahorias crudas tipo baby, para picar

Martes

Desayuno

- 2 huevos revueltos
- 1 pera mediana o cualquier fruta de temporada
- 1 taza de té verde

Almuerzo

- Hamburguesas a la parrilla
- Tomates en rodajas o hervidos
- 1 taza de té verde

Cena

- Salteado de vegetales (brócoli, cebolla, zanahoria en julianas, pimiento rojo, etc.) y tiras de pollo con una cucharada de aceite de oliva
- 1 taza de té verde

Refrigerios

- 1 taza de fresas frescas con 6 oz de yogur
- 1 taza de caldo de pollo bajo en grasa y en sodio con miso (bajo en sodio)

Miércoles

Desayuno

- ½ taza de queso cottage Breakstone LiveActive
- 1 naranja mediana
- 1 taza de té verde

Almuerzo

- Atún en una cantidad abundante de ensalada verde con aderezo para ensalada sin grasa
- 1 manzana mediana
- 1 taza de té verde

Cena

- Pechuga de pollo a la plancha
- Espárragos al vapor
- Ensalada rociada con una cucharada de aceite de oliva o de linaza y 2 cucharadas de vinagre balsámico y condimentos
- 1 taza de té verde

Refrigerios

- 6 oz de yogur
- Vegetales crudos y cortados, para picar

Jueves

Desayuno

- 2 huevos duros o escalfados
- ½ toronja u otra fruta fresca de temporada
- 1 taza de té verde

Almuerzo

- Pechuga de pavo al horno
- Tomates en rodajas o hervidos, rociados con una cucharada de aceite de linaza

- 6 oz de yogur
- 1 taza de té verde

Cena

- Salmón a la plancha
- Ejotes al vapor
- 1 taza de té verde

Refrigerios

- 1 naranja mediana
- 1 taza de leche con acidófilos o 6 oz de yogur

Viernes

Desayuno

- *Batido de kéfir*
- 1 taza de té verde

Almuerzo

- Pollo a la plancha con aderezo para ensalada baja en grasa, servido sobre una cantidad generosa de lechuga
- 1 taza de té verde

Cena con amigos

- Lasaña de vegetales
- Ensalada mixta con aderezo de queso azul
- 2 copas de vino de 5 oz
- Tiramisú, 1 porción

Refrigerios

- 1 manzana mediana
- 6 oz de yogur

Sábado

Desayuno

- 2 huevos revueltos
- ½ toronja
- 1 taza de té verde

Almuerzo

- Salmón a la plancha sobre una cantidad generosa de lechuga con aderezo para ensalada bajo en grasa
- 1 taza de té verde

Cena en un restaurante

- Chuletón de ternera a la parrilla
- Ensalada César con aderezo
- 1 camote mediano al horno
- Dos copas de vino de 5 oz

Refrigerios

- 1 taza de fresas frescas
- 1 taza de leche con acidófilos o 6 oz de yogur

Domingo

Desayuno-almuerzo

- Waffles de arándano con 2 cucharadas de jarabe
- 2 tortas de chorizo de pavo
- 1 taza de jugo de naranja

Cena

- Pechuga de pollo a la plancha
- Brócoli al vapor
- 1 taza de té verde

Refrigerios

- 6 oz de yogur con sabor a frutas sin azúcar o 1 taza de yogur natural bajo en grasa
- Zanahorias crudas, para picar

Analiza la semana de Mary. Ten en cuenta que es un ejemplo de una manera de comer razonable y moderada. Ella sigue su dieta durante la semana, pero se da un poco de libertad los fines de semana. "Sí, me doy gusto. Me encanta la comida italiana y el buen vino, y puedo disfrutar de todo esto los fines de semana. Pero el lunes, tengo que volver de inmediato a las frutas, los vegetales, el pollo y el pescado", dice.

Mary planea sus tres comidas favoritas para el fin de semana. El resto del tiempo come con prudencia, siguiendo el Ciclo Acelerar. Mary camina casi todos los días de semana, y todos los fines de semana. Es imposible que vuelva a recuperar el peso perdido. A veces, pierde incluso más peso.

El Ciclo Llegar consiste en tener un estilo de vida más saludable, ser más inteligente acerca de tus selecciones y no atiborrarte de comida. Si quieres comer un poco de pollo frito en los fines de semana, puedes hacerlo, ya que estarás compensando por haber consumido alimentos más saludables durante la semana. No todo está perdido. Realmente no tienes que eliminar esos alimentos. Más bien se trata de consumirlos con moderación y de equilibrar esos alimentos en tu dieta con comidas más saludables.

Nunca te engañes pensando que podrás volver a tus antiguos hábitos alimenticios.

Es importante mantener tus nuevos hábitos y comer sabiamente. Tal como lo hizo Mary, lo único que tienes que hacer es seguir tu ciclo favorito, básicamente cinco días a la semana, y luego descansar los fines de semana. Y asegúrate de hacer ejercicio.

Estrategias del Ciclo Llegar

Quiero darte varios trucos para el Ciclo Llegar a fin de que puedas seguir avanzando. Gracias a la experiencia que tengo con mis pacientes, los siguientes factores son esenciales para mantener el peso a raya.

Ten en cuenta la señal de parada de las 5 libras

Pésate los fines de semana cuando estés en el Ciclo Llegar. Cada vez que veas que la balanza marca de 3 a 5 libras por encima de tu peso ideal, regresa de nuevo al Ciclo Acelerar, Activar o Adquirir el día lunes. Nota: regresarás con mayor rapidez a tu peso normal si vuelves al Ciclo Acelerar. Si por alguna razón has subido una gran cantidad de peso (tal vez luego de tus vacaciones), la solución es seguir la dieta de 17 días desde el principio y hacer nuevamente todos los ciclos.

Sé que ahora mismo estás diciendo "¡Uf!", pero escúchame. Los investigadores observaron a miles de personas en el Registro Nacional para el Control de Peso, quienes había perdido 60 libras o más y habían mantenido el peso perdido. Los científicos encontraron que el 44% de esas personas se pesaron todos los días. No tienes que ir tan lejos, pero yo recomiendo que te peses los fines de semana. El número que ves en la mañana puede impedir que lo eches todo por la borda. Uno de los pilares de la pérdida de peso permanente es la responsabilidad, así que te invito a mirar esa balanza el sábado y el domingo.

A menudo, una vida ocupada termina por trastocar la "dieta", y las personas ni siquiera se dan cuenta de todo el peso que han ganado. Es mucho más fácil perder 3 libras que 20. Además, diversos estudios muestran que las personas que dejan de pesarse recuperan el peso perdido. ¡No permitas que esto te suceda!

Ama el desayuno

En la mayoría de las dietas, las personas se mueren de hambre en la mañana para poder comer más durante el almuerzo y la cena. Esto no funciona. Desayuna. Si alguien te dice que debes comer, ¡deberías escucharlo!

Realmente necesitas desayunar. ¿Dices que no sientes mucha hambre por la mañana? Está bien, pero come de todos modos porque las investigaciones demuestran que comer a primera hora te hará sentir más satisfecha durante todo el día, y consumirás menos calorías en total. Incluso en los fines de semana. Es más, he observado personalmente que la mayoría de las personas que no desayunan tienen un apetito voraz a las 10:30 a.m. y, muchas veces, se encuentran comiendo lo que está a la mano, incluso si se trata de esa comida chatarra que tanto engorda.

Hazte amiga de la ensalada

Come ensalada cuando cenes por fuera o en casa. Según un estudio de la Universidad Estatal de Pensilvania, comenzar la cena con una ensalada grande puede ayudar a reducir el número de calorías que consumas en esa comida. ¿De qué tipo de ensalada estamos hablando? Creo que ya sabes la respuesta. No se trata de unas pocas hojas de lechuga romana debajo de una montaña de queso y crutones. Estoy hablando de ensalada de vegetales con una cucharada de aderezo light.

Haz sustitutos más saludables

Intenta comer ciertos alimentos bajos en grasa y en azúcar. Estos incluyen:

- Mostaza en lugar de mayonesa para sándwiches
- Leche descremada en lugar de leche entera
- Imitaciones de mantequilla en aerosol

- Salsa para untar

- Kétchup o salsa para carnes baja en azúcar

- Helados y golosinas congeladas sin grasa ni azúcar

- Crema agria sin grasa para papas al horno en lugar de crema agria y mantequilla

- Aderezos para ensaladas sin grasa o bajos en calorías

- Sándwiches de pollo o pavo a la plancha en lugar de hamburguesas en restaurantes de comida rápida

Cada pequeña cosa sirve de ayuda.

Utiliza el control de las porciones

¿Cuál es el más grave error dietético de los últimos diez años? Las porciones enormes de arroz, pasta, papas y camotes del tamaño de rocas. Las grandes porciones y los alimentos abundantes en los restaurantes son una fuente importante de calorías adicionales para los americanos, algo que seguramente no cambiará en un futuro cercano. (Ver más información en el capítulo 9). Es importante reconocer esto y seguir escogiendo bien cuando comas por fuera, así como controlar los tamaños de las porciones. Presta atención a los tamaños de las porciones, y no repitas.

Muévete y conservarás el peso perdido

Te dije que podías comer más alimentos los fines de semana, pero también te estoy diciendo que debes quemar más esos alimentos. Piensa en esto: el fin de semana es cuando tienes más tiempo para hacer ejercicio, así que aprovecha tu tiempo libre. Haz por lo menos una hora de ejercicio intenso que haga bombear tu corazón el sábado y el domingo.

Si haces esto, mantener tu peso perdido será un juego de niños. El ejercicio es algo que realmente te mantiene delgada y en forma.

Busca también otras formas de incorporar actividades que mejoren tu estilo de vida, especialmente en los fines de semana. Las labores de jardinería son un gran ejemplo. Lo que sucede hoy en día es que las personas se sientan en las cortadoras de césped del tipo que utilizaban los granjeros para cortar 40 yardas de césped. Pero actualmente, las personas las utilizan para cortar un trozo de césped del tamaño de un tapete de baño. Cortar el césped es un

EN 17: 17 labores de fin de semana que queman calorías (por hora)

1.	Regar manualmente el césped y el jardín	102
2.	Limpiar y sacudir el polvo	176
3.	Tareas moderadas del hogar	246
4.	Carpintería en general	246
5.	Plomería	246
6.	Jardinería	281
7.	Meter el césped cortado en bolsas	281
8.	Rastrillar el césped	303
9.	Desmalezar o sembrar plantas en el jardín	317
10.	Pintar	317
11.	Limpiar alcantarillas	352
12.	Cortar con hacha (con moderación)	362
13.	Remodelar	387
14.	Palear nieve	422
15.	Mover objetos pesados (por ejemplo ayudar a tu hijo a mudarse a la universidad)	528
16.	Sembrar, apilar heno, limpiar el granero	563
17.	Podar árboles	633

gran ejercicio, pero solo si empujas el cortacésped. ¡Esto quema 387 calorías por hora!

El recuadro de arriba contiene las cantidades de calorías que quemas con otras actividades de fin de semana.

Evita el síndrome del exceso

Nunca te excedas. En otras palabras: no te atiborres de comida. No llenes tu boca hasta que tenga el tamaño de una pelota de baloncesto. Controla la manera en que comes. Decide que vas a cambiar tu manera de comer.

Haz una lista de alimentos problemáticos que puedan hacerte incurrir en excesos. En el fondo, sabes cuáles son estos alimentos, por lo que es mejor no incluirlos en tus comidas favoritas del fin de semana.

Planea tus comidas de lunes a viernes con antelación, para que también programes tu cerebro y estómago a esperar esas mismas comidas. Esto te ayudará a dejar de comer por costumbre.

Permanece en uno de los ciclos durante la semana, y disfruta de tus alimentos favoritos los fines de semana. Sin embargo, utiliza tu cabeza. Puedes incluir la pizza en tu plan de nutrición; pero elige solo una rebanada, ¡no la pizza entera! Si mantienes este régimen, serás delgada de por vida.

No más culpa

En el Ciclo Llegar, no es necesario debatirse con la idea que tienen muchos de que un acto bueno o malo o comienza o le pone fin a tus esfuerzos para perder peso. Tienes permiso para darte gusto con las comidas, siempre y cuando sean planeadas y no te descontroles durante la semana. Tú tienes el control, la comida no te controla a ti. Recordar esto te ayudará a comer desde el día lunes tal como debes hacerlo.

¿Y si alguna vez cometes un desliz? Levántate y regresa al programa. Ninguno de nosotros es perfecto, así que no ganas nada con reprenderte y regresar de nuevo a patrones de conducta poco saludables y tal vez destructivos. La opción más saludable es reírse de ello y encarrilarte de nuevo tan pronto puedas. No te preocupes por hacerlo a la perfección. Solo tienes que hacerlo.

Permanece concentrada

A menudo repito la frase, "Si siempre haces lo que has hecho siempre, siempre recibirás lo que has recibido siempre". Este lema te ayudará a recordar que si regresas a tus viejos hábitos, entonces recuperarás las libras perdidas. Recuérdate a ti misma lo bien que te ves. Mantén fotos tuyas en tu casa, en el trabajo e incluso en tu cartera. Míralas cuando busques disculpas para no hacer ejercicio o estés pensando en comprar una golosina. Con el tiempo, te detendrás y lo pensarás dos veces siempre que estés a punto de arruinar tu dieta. Mientras tanto, las fotografías te ayudarán a reflexionar. También puedes hacer una lista con las razones por las que no quieres engordar de nuevo y ponerla junto a tus fotografías donde te ves delgada. Vístete con ropas ajustadas (que ahora te deben quedar bien) para que dejes de comer cuando te sientas gorda; es un truco que me enseñó una de mis pacientes.

La verdad sobre el Ciclo Llegar es que incluye otras cosas que el simple acto de seguir una dieta. Consiste en hacer un cambio permanente en el comportamiento; un cambio en el estilo de vida, una nueva forma de vida. Por el resto de tu vida, ahora podrás tener una buena nutrición, disfrutar de la comida y evitar que la grasa se acumule en tu cuerpo de nuevo.

Resumen

- El Ciclo Llegar es la fase de la estabilización del peso de la dieta de 17 días.

- Te ofrece una forma realista de controlar tu alimentación y estilo de vida.

- El principio fundamental del Ciclo Llegar consiste en disfrutar de planes de comida de uno de tus ciclos favoritos —Acelerar, Activar o Adquirir— desde el lunes hasta el viernes a mediodía. A partir de ahí podrás disfrutar de tus comidas y alimentos favoritos con moderación desde la cena del viernes hasta la del domingo.

- Disfruta de un máximo de una a tres comidas favoritas durante el fin de semana. No comas en exceso. Hazlo despacio y disfruta tu comida.

EN 17: Alimentos "saludables" que te engordarán

Algunos alimentos con fama de saludables son peores para el peso de lo que piensas. Echa un vistazo.

Alimento	Factor engordador
1. Frutas Secas	En realidad, las frutas secas tienen toneladas de calorías más que las frescas porque se han deshidratado y son mucho más densas. Las uvas frescas, por ejemplo, tienen 60 calorías por taza, mientras que las uvas pasas tienen 460.
2. Granola	Está llena de frutas secas y avena que son buenas para ti, pero también está repleta de aceite y azúcar para darle más sabor. Una taza contiene casi 500 calorías. Elige más bien granola baja en grasa.

Alimento	*Factor engordador*
3. Muffins de salvado	La mayoría de los muffins de salvado son básicamente un pequeño pastel. Un muffin puede tener alrededor de 20 gramos de grasa, 420 calorías y 34 gramos de azúcar.
4. Bagels	Muchos pesan de 4 a 5 onzas. Con 80 calorías por onza, esto equivale a un trozo de pan que contiene de 320 a 400 calorías. Come solo bagels pequeños y de trigo integral.
5. *Half and Half*	Parece inofensiva: después de todo, le echas muy poco al café o té. Sin embargo, algunas cucharaditas por taza dos o tres veces al día se convierten rápidamente en 200 calorías o más. Además, contienen la misma cantidad de grasa que una porción abundante de mantequilla.
6. Cafés con sabores	Tomarlo en las cafeterías saboteará tu dieta con mayor rapidez de lo que puedes decir Frappuccino. Algunas de estas bebidas tienen más de 700 calorías por porción.
7. Té embotellado	La mayoría de las marcas están llenas de azúcar o miel. Ah, y una botella puede contener dos o más porciones, haciendo que tengan casi 200 calorías, similar a una lata de refresco.
8. Tortas de arroz	Estas golosinas no tienen grasas y son bajas en calorías, pero también carecen de fibra y de proteínas, ingredientes que pueden saciar tu hambre. Esto significa que comerte dos o tres no harán otra cosa que añadir más calorías a tu total diario y dejarte con deseos de algo más consistente.

continúa en la próxima página

Alimento	*Factor engordador*
9. Jugos	Son básicamente azúcar y calorías. Una botella de jugo de naranja o de manzana de 16 onzas tiene 55 gramos de carbohidratos, el equivalente a cinco rebanadas de pan. Y la mayoría de esto es azúcar: la friolera de 12 cucharadas.
10. Postres congelados sin grasa	La etiqueta puede decir que una taza pequeña tiene apenas 60 calorías, pero las pruebas de laboratorio que se han hecho sobre estas delicias dicen lo contrario: tienen alrededor de 270 calorías.
11. Galletas bajas en grasa	Tres galletas contienen 150 calorías. Sin embargo, piensa en esto: tres galletas normales con chips de chocolate tienen 160; es decir, apenas 10 calorías más.
12. Barras energéticas	Una barra dulce promedio tiene 250 calorías, lo mismo que una barra energética normal. Las barras energéticas tienen azúcares ocultos, disfrazados en forma de unas pocas vitaminas (que es mejor obtener directamente de las frutas). Personalmente, yo preferiría comer una barra de *Snickers*.
13. Bebidas energéticas	Las etiquetas de éstas bebidas dicen que contienen varias hierbas, minerales y el aminoácido taurina, especialmente diseñado para aumentar tu energía. Pero si miras los ingredientes, verás que la mayoría son cafeína y azúcar, haciendo que sean poco más que refrescos más costosos.

Alimento	Factor engordador
14. Bebidas dietéticas	Los edulcorantes artificiales que contienen hacen que las personas que las tomen tengan más dificultades para regular su consumo de calorías. Los sabores dulces le dicen al cerebro que está a punto de consumir una gran cantidad de calorías. Y cuando esto no sucede, tendrás más probabilidades de comer más para compensar.
15. Taco Salad	Uno solo puede tener más de 900 calorías (si comes la cubierta, a la cual es difícil resistirse). Prueba más bien mi receta de *Taco Salad.*
16. Trail Mix	Solo tres cucharadas pequeñas de este refrigerio contienen alrededor de 140 calorías. La mayoría de la gente come mucho más que eso, haciendo que sea un refrigerio muy alto en calorías.

RUTINA DE EJERCICIOS DE 17 MINUTOS: 17 maneras de quemar más calorías sin trotar

Actividad	Esfuerzo realizado
1. Haz recados a pie	Caminar con rapidez mientras vas a la lavandería o a la tienda de comestibles puede quemar alrededor de 120 calorías en 30 minutos.
2. Muévete con frecuencia	Diversas investigaciones han demostrado que ciertos movimientos, como por ejemplo, mover los dedos de los pies o las manos, pueden quemar hasta 800 calorías extra al día.
3. Ponte arriba	Evita la posición pasiva del misionero y súbete. Esta posición quema 4.5 calorías por minuto.

continúa en la próxima página

Actividad	*Esfuerzo realizado*
4. Utiliza las escaleras	Por cada minuto que subas quemarás siete calorías.
5. Sube de dos en dos	Subir las escaleras de dos peldaños en dos quema 55% más calorías que subir uno a la vez.
6. Ejercítate con música	Estudios realizados demuestran que quienes se ejercitan al ritmo de la música hacen un 25% más tiempo de ejercicio.
7. Hazle un masaje a tu pareja	Un masaje de una hora quema 230 calorías.
8. Ten relaciones sexuales	Una hora de romance apasionado quema más de 270 calorías.
9. Camina periódicamente	Podrías quemar unas 100 calorías adicionales durante una jornada de ocho horas si caminas alrededor de tu oficina mientras hablas por tu teléfono celular o te mueves de alguna otra manera.
10. Besa	Cada minuto que beses a alguien quema 1 caloría.
11. No pidas comida a domicilio.	Cocina en casa. Cocinar durante una hora quema aproximadamente 150 calorías. ¡Puedes quemar la mitad de lo que comes en la cena simplemente cocinando tú misma!
12. Duerme	Quemas hasta 200 calorías mientras duermes unas 7 horas.
13. Baila	Bailar una hora quema 200 calorías o más, dependiendo del tipo de baile.
14. Practica el hula hula	Esto no es solo para niños. En tan solo diez minutos puedes quemar 44 calorías. Además, puedes moldear tu abdomen mientras lo haces.
15. Salta la cuerda	Saltar la cuerda durante quince minutos quema 170 calorías.

Actividad	Esfuerzo realizado
16. Juega con tus hijos	Jugar a la rayuela puede quemar 222 calorías en treinta minutos.
17. Sé el entrenador del equipo de tus hijos	Quemarás entre 281 y 372 calorías.

LA RUTINA DE EJERCICIOS DE 17 MINUTOS: Sé un pretzel humano y mantén tu peso controlado

Los estiramientos lentos y las meditaciones de yoga no queman tantas calorías como correr en la banda caminadora. Sin embargo, un estudio reciente sugiere que el yoga puede ayudar a las personas a perder peso, especialmente si están en la edad madura. Las personas en esta edad que no practican yoga generalmente ganan más peso en un lapso de diez años que las personas de edad madura que lo practican.

La relación entre el yoga y el control del peso no tiene nada que ver con la quema de calorías, ya que el yoga realmente no quema mucha grasa. Los investigadores creen que el yoga ayuda a mantener a las personas más en sintonía con sus cuerpos y hábitos alimenticios, y a ser más conscientes de los malos hábitos, como por ejemplo, comer debido al estrés, el aburrimiento o la depresión. Además, las personas que practican yoga tienden a evitar la comida chatarra y a comer en exceso porque respetan sus cuerpos.

Fuente: *Terapias Alternativas en Salud y Medicina*

SEGUNDA PARTE

. . . .

Consideraciones especiales

7

La dieta cultural de 17 días

Parezco italiano. La gente cree que soy italiano, excepto naturalmente que los italianos creen que soy de Brasil, España o Argentina. Pero mi ascendencia es mexicana; nací y crecí en los Estados Unidos. Debido a mis orígenes, puedo relacionarme con pacientes de diferentes culturas, y como hablo español, puedo comunicarme con mis pacientes hispanos sin necesidad de un intérprete.

Las cuestiones lingüísticas son importantes en la medicina. Una gran cantidad de personas que buscan ayuda médica no hablan inglés y muchas veces reciben un tratamiento equivocado, que puede llegar a ser costoso y embarazoso. Una vez tuve un paciente que iba a ser tratado por problemas en la espalda. Pero él no tenía problemas en la espalda, sino estreñimiento. Intentaba referirse a su "parte trasera", pero la enfermera creyó que quería decir "espalda". O tal vez él estaba demasiado avergonzado para señalar esa parte del cuerpo.

En el campo de la nutrición, estoy firmemente convencido de que muchas personas no están recibiendo una asesoría nutricional adecuada para bajar de peso debido a su origen. Éste es un problema muy serio. Cuando la gente viene a los Estados Unidos de otros países, dejan atrás sus alimentos tradicionales y adoptan la dieta americana, que es alta en carbohidratos, azúcar y grasas, y que muchas veces tiene consecuencias mortales.

Muchos hispanos, por ejemplo, presentan una tendencia a desarrollar diabetes tipo 2 entre los treinta y cuarenta años, es decir, unos diez años antes que la población promedio, y esta tendencia se incrementa debido al aumento de peso, la falta de ejercicio y el hábito de fumar. La enfermedad cardíaca es otro riesgo. Pero muchas de las recomendaciones alimentarias que reciben los hispanos en los Estados Unidos en términos generales, no se aplican a sus creencias sobre los alimentos ni a sus prácticas culturales. Lo mismo es cierto para muchas otras culturas.

No puedo resolver este problema en un solo capítulo, pero te daré una lista de alimentos de tu propia cultura que podrás comer en los cuatro ciclos de la dieta de 17 días si tu origen es hispano, asiático, mediterráneo, hindú o persa.

Cocina latina

Tal como lo aprendí en la infancia, los alimentos fritos, las grasas y la sal son ingredientes comunes en la típica dieta latina, y la causa de enfermedades peligrosas para la salud en hombres, mujeres y niños.

La buena noticia es que si eres de origen latino, no tendrás que darle la espalda a tus alimentos étnicos favoritos. Solo tienes que cambiar los ingredientes alimenticios y su preparación. Echemos un vistazo a las listas de los alimentos.

Ciclo 1: Acelerar

Sigue la lista de alimentos aprobados, además de añadir estas selecciones culturales:

Proteínas magras

Ceviche (pescado blanco marinado en jugo de limón con tomates cortados en cubitos, cebollas, chile y cilantro)

Pargo rojo (huachinango)

Vegetales de limpieza

Concéntrate en favoritos tradicionales como el tomate, la cebolla, la calabaza de verano, la coliflor, el ajo, los ejotes y chiles (literalmente cientos de variedades), tomatillos y cilantro

Ciclo 2: Activar

Sigue la lista de alimentos aprobados, además de añadir estas selecciones culturales:

Proteínas magras

Chorizo bajo en grasa

Carne de cabra

Almidones naturales

Todas las variedades de frijoles y legumbres

Come arroz integral en vez de blanco

Calabaza

Yuca (raíz de yuca o mandioca)

Arracacha

Yautía

Plátanos

Ciclo 3: Adquirir

Sigue la lista de alimentos aprobados, además de añadir estas selecciones culturales:

Proteínas magras

Introduce queso latino, conocido como "*queso fresco*" a manera de proteína. Contiene menos calorías, grasa y colesterol que otros quesos como el cheddar, el mozzarella o los procesados. Además, no es imitación de queso; gracias a Dios. Mi idea del infierno es un lugar donde la comida mexicana está preparada con imitación de queso.

Almidones naturales

Tortillas bajas en carbohidratos

Tortillas de maíz

Bolillos (pan de masa agria)

Vegetales de limpieza

Chayote

Jícama

Nopales

Consejos generales:

- Muchos platos mexicanos como frijoles, tortillas, arroz latino y papas son buenas fuentes de carbohidratos. Los frijoles también son ricos en fibra. Pero es necesario romper con la tradición a la hora de freír o de comer alimentos refritos. El método tradicional consiste en freírlos en manteca de cerdo. Intenta prepararlos hervidos.

- Intenta preparar los frijoles refritos con menos aceite (utiliza aceite de oliva en lugar de manteca de cerdo) o viértelos en un procesador de alimentos y saltea en una sartén con un poco de aceite de cocina en aerosol.

- Reduce el consumo de crema agria (reemplázala por yogur griego). O utiliza salsa o pico de gallo para aderezar tus platos.

- Reduce la grasa utilizando diversos aerosoles para cocinar y para mucho más que saltear. Prueba los aerosoles con sabor a mantequilla para suavizar o para hornear tortillas, aceite de oliva en aerosol para asar vegetales, pescados y aves de corral.

- Utiliza hierbas y chiles en lugar de grasas y aceites.

- Utiliza queso crema bajo en grasa o sin grasa. El queso crema sin grasa o el ricotta bajo en grasa le da una textura cremosa a los frijoles y a las salsas. Mezcla queso crema y suero de leche sin grasa o bajos en grasa para hacer una salsa de crema agria. Evita la crema agria sin grasa, pues tiende a tener mal sabor.

- Utiliza quesos bajos en grasa en pequeñas cantidades. Son más sabrosos si los mezclas con ingredientes llenos de sabor como chiles, especias y salsas.

- En lugar de preparar las tortillas con aceite u otras grasas, dóralas en la plancha, y luego hornéalas durante unos minutos para calentar los otros ingredientes.

- Concéntrate en comer simplemente platos preparados con condimentos tradicionales que sean bajos en carbohidratos y con salsas bajas en grasa. La salsa es otro alimento favorito, preparada con tomates finamente picados, cebolla y chiles. Las salsas de chile verde o rojo le añaden sabor a las comidas, pero no muchas calorías. Muchos hispanos no están acostumbrados a comer alimentos sin grasa o sal. Pero con las especias adecuadas, los sabores pueden casi duplicarse.

Cocina mediterránea

En realidad no existe ninguna dieta "mediterránea". Por lo menos dieciséis países tienen costas en el mar Mediterráneo. Las cocinas de esta región incluyen la italiana, la griega y la española. Las dietas varían entre estos países y también entre las regiones de un mismo país. Pero el patrón común de la dieta mediterránea tiene estas características:

- Alto consumo de frutas y vegetales
- Alto consumo de pan y otros cereales, papas, legumbres, nueces y semillas
- Énfasis en el aceite de oliva como una fuente importante de grasas monoinsaturadas (las grasas monoinsaturadas no aumentan los niveles del colesterol en la sangre, como sí lo hacen las grasas saturadas)
- Consumo bajo a moderado de carnes rojas, aves, pescados
- Consumo bajo a moderado de queso y yogur
- Consumo moderado de vino tinto

Parece saludable. ¿La dieta de estilo mediterráneo sigue las recomendaciones de la dieta de 17 días? Un poco, pero no al pie de la letra. Por lo general, las dietas de los pueblos del Mediterráneo contienen un porcentaje relativamente alto de calorías derivadas de la grasa. Esto se cree que contribuye al aumento de la obesidad en esos países, lo cual se está convirtiendo en motivo de preocupación.

En su mayor parte, la dieta mediterránea es fresca y está condimentada con ajos, cebollas, tomates y hierbas frescas y otros vegetales. Por lo tanto, es sumamente rica en antioxidantes.

La mayoría de los alimentos en la dieta de 17 días se encuentran en la cocina mediterránea.

Éstos son algunos que puedes añadir:

Ciclo 1: Acelerar

Sigue la lista de alimentos aprobados, además de añadir estas selecciones culturales:

Vegetales de limpieza

Brócoli rabe

Hinojo

Perejil italiano de hoja lisa

Salsa marinara sin azúcar (½ taza = 1 porción)

Ciclo 2: Activar

Sigue la lista de alimentos aprobados, además de añadir estas selecciones culturales:

Almidones naturales

Orzo

Polenta

Risotto

Tabule (granos de trigo picado y parbolizado, mezclado con tomates picados, perejil, menta, aceite de oliva y jugo de limón)

Ciclo 3: Adquirir

Sigue la lista de alimentos aprobados, además de añadir estas selecciones culturales:

Almidones naturales

Tortas elaboradas con cereales blancos integrales, trigo integral y multicereales

Pan italiano integral

Consejos generales:

- Sirva pollo caliente a la plancha sobre un lecho de brócoli rabe al vapor, rociado con jugo de limón y pimienta.

- Cocine generosamente con tomates en conserva. Los tomates cocidos brindan más antioxidantes beneficiosos —como el licopeno, que combate el cáncer—, que los tomates crudos.

- Manténgase alejada de las salsas de mantequilla cargadas de grasas y prepare salsas vegetales a base de tomate. El conteo de calorías será menor.

- Pruebe hinojo en rodajas salteadas en un poco de aceite de oliva hasta que estén transparentes. Agregue frijoles canellini y coloque con un pedazo de salmón encima. Espolvoree con perejil italiano picado para una deliciosa comida del Ciclo Activar.

- Utilice pastas integrales, calabaza espagueti o tallarines shirataki (pasta baja en carbohidratos) en lugar de pasta normal.

- Reduzca el aceite cuando prepare humus y el babaganoush, o elimínelo de plano.

- Acompañe el humus con pepino en rodajas en lugar de pan.

- Reemplace el pan pita blanco por pan pita integral.

- Para un almuerzo nutritivo, alto en fibra y bajo en grasa, pruebe un pan pita de trigo integral relleno con ensalada griega.

- Algunos platos principales saludables para el corazón incluyen las brochetas (shish kebabs), el souvlaki (comida rápida griega consistente en pinchos con pequeños trozos de carne, a veces complementado con vegetales), o plaki (pescado al horno o a la parrilla con ajo y salsa de tomates). Los dolmas (vegetales rellenos) son una opción excelente, ya que suelen estar preparados al vapor o al horno.

- Para los condimentos: ciertas especias que son populares en la dieta mediterránea como el orégano, el perejil y la albahaca pueden agregarle mucho sabor a sus platos, así como también lo hacen vegetales con alto contenido de allium, como la cebolla y el ajo.

Cocina asiática

Las dietas asiáticas están asociadas con la mayor esperanza de vida en el mundo. La longevidad puede atribuirse a una dieta saludable, baja en grasa, que se cree ampliamente que resulta en una menor frecuencia de ataques cardíacos y accidentes cerebrovasculares.

Los asiáticos también comen a horas regulares, mastican bien la comida, consumen una gran cantidad de fibra a través de vegetales y frutas y beben té con frecuencia. Aquí está cómo adaptar la dieta de 17 días a los parámetros de la dieta asiática.

Ciclo 1: Acelerar

Sigue la lista de alimentos aprobados, además de añadir estas selecciones culturales:

Vegetales de limpieza

Arame, una especie de alga marina más conocida por su uso en la cocina japonesa

Brotes de bambú

Brotes de soya

Bok choy

Brócoli chino

Dulce, lechuga de mar (utilizada en muchas cocinas internacionales)

Vainas de azucena

Frijoles largos (un vegetal asiático similar a los ejotes)

Nori, un alga comestible utilizada generalmente para envolver el sushi

Vainas de guisantes

Guisantes

Ciclo 2: Activar

Sigue la lista de alimentos aprobados, además de añadir estas selecciones culturales:

Proteínas magras

Tofu de todas las variedades

Carne de bisonte orgánica

Almidones naturales

Edamame

Sustituya el arroz blanco por arroz integral

Ciclo 3: Adquirir

Sigue la lista de alimentos aprobados, además de añadir estas selecciones culturales:

Almidones naturales

Agregue los siguientes almidones (1 porción = ½ taza):

- Fideos soba: estos típicos fideos japoneses son elaborados con harina de alforfón, pero se suele añadir un poco de harina de trigo para fortalecer la masa.

- Fideos ramen: aunque asociados con Japón, estos fideos rizados de trigo (elaborados a veces con huevos) realmente son originarios de China.

- Fideos de arroz: como su nombre lo indica, estos delicados fideos, que se utilizan en todo el sudeste asiático, se elaboran con harina de arroz.

- Fideos chinos de trigo: una variedad de fideos elaborados con trigo y a veces con huevos.

- Fideos udon: un tipo de fideos de harina de trigo populares en la cocina japonesa.

Consejos generales:

- Hierva, ase, prepare al vapor o saltee ligeramente mariscos, pollo, vegetales y tofu: son técnicas saludables que requieren un mínimo de grasa.

- Intente cocinar al vapor tradicional (sobre agua con hierbas aromáticas) en una cesta de bambú de varias capas. Puede preparar varios platos sin grasa (menos molestia y limpieza) que le tomarán de 10 a 15 minutos aproximadamente. Como beneficio adicional, los vegetales, el pescado y otros alimentos mantienen su forma, textura, sabores y nutrición.

- No fría. Utilice una sartén antiadherente y rocíe con aceite de cocina en aerosol. Conseguirá el mismo efecto con una fracción del aceite.

- Evite preparar salsas espesas repletas de cantidades de grasa y sodio que "hacen estallar las arterias".

- Reemplace las recetas con huevos con tofu.

- Reemplace carnes rojas con carne de pavo cuando sea posible. El pavo tiene mucho menos grasas saturadas que la carne roja. Consuma más pescado que carne.

- Disfrute del té verde, recomendado en la dieta de 17 días, ya que contiene potentes antioxidantes que pueden reducir los niveles de colesterol, combatir las enfermedades del corazón, aumentar la función inmunológica e incluso destruir las células cancerosas y la grasa.

- En materia de condimentos, experimente con sabores exóticos sin grasa: salsa de soya light, salsa de pescado, salsa de ostras, salsa de frijol negro, miso (pasta japonesa de frijol fermentado, que es un probiótico), algas marinas, chiles, wasabi (pasta de rábano picante japonés), kimchi (un condimento de Corea elaborado con col curtida que es también un probiótico), curries (muy utilizados en Tailandia), ajo, cebolla verde, jengibre, hierba de limón, albahaca y cilantro.

- ¿Qué pasa con las galletas de la fortuna? Son una invención americana.

Cocina india

En general, las comidas indias son saludables y equilibradas. Se basan en una variedad de vegetales ricos en antioxidantes, carne, pescado y aves de corral, que normalmente vienen en cortes magros y porciones pequeñas. Los platos vegetarianos suelen ser la parte principal de las comidas. En general, las especias utilizadas en los platos indios añaden sabor, pero no grasa. Aquí está cómo adaptar la dieta de 17 días a los parámetros de la dieta india. Sigue la lista de alimentos aprobados, además de añadir estas selecciones culturales:

Ciclo 1: Acelerar

Vegetales de limpieza

Vegetales marinos como arame, dulce y nori

Ciclo 2: Activar

Almidones naturales

Arroz basmati

Lentejas rojas

Ciclo 3: Adquirir

Almidones naturales

Chapatis (pan plano sin levadura, elaborado con harina de trigo integral)

Cualquier tipo de panes planos elaborados con cereales integrales, trigo integral y multicereales

Consejos generales:

- Los curries de vegetales, las ensaladas con *raita* (salsa de yogur con vegetales triturados) y las lentejas le añaden un gran contenido de fibra a sus comidas.

- Pruebe el pollo o el pescado tandoori para una comida baja en grasas con un toque de sabor.

- Utilice yogur en adobos como ablandador, así como jengibre, ajo y curry en especia, antes de preparar vegetales.

- Utilice también yogur bajo en grasa como un sustituto de la nata y como espesante para los curries.

- Reemplace el ghee, mantequilla clarificada, con aceite de oliva o de linaza. También hay ghee libre de colesterol.

- Las especias son una parte integral de la cocina india, por lo que no es necesario cocinar con mucha grasa. Algunas de las especias más comunes que mejoran la digestión son el jengibre, el comino, el cilantro, el hinojo, la pimienta negra y la canela. La cúrcuma es omnipresente en la cocina india y se valora por su capacidad para estimular la digestión, mejora la función hepática, la desintoxicación y aumenta la inmunidad.

Cocina persa

Aunque la cocina persa puede parecer exótica para los occidentales, su presencia se siente actualmente en nuestra propia cocina. Cuando cocinamos por ejemplo con naranjas, pistachos, espinacas o azafrán, utilizamos los alimentos originarios de la región persa, ocupada actualmente por Irán. Cuando utilizamos cilantro, albahaca, comino y alcaravea, estamos recurriendo a una antigua tradición de cocina sin carne adoptada por los persas de los imperios de Sumeria, Babilonia, Mesopotamia y Asiria.

La cocina persa ha sido objeto de miles de años de refinamiento, pero nunca ha perdido el contacto con sus raíces. Persia, cuna de muchas hierbas populares, fue también la cuna de las salsas agridulces, las hojas de parra rellenas, pastelillos y fideos. Algunos historiadores creen que la pasta se originó en Persia y no en Italia. Cabe destacar también que el yogur se utiliza ampliamente en la cocina persa.

Aquí está cómo adaptar la dieta de 17 días a las normas dietéticas persas.

Ciclo 1: Acelerar

Sigue la lista de alimentos aprobados, además de añadir estas selecciones culturales:

Vegetales de limpieza

Berenjena asiática

Calabacín

Hojas de parra

Frutas

Limón persa

Uvas agrias

Ciclo 2: Activar

Sigue la lista de alimentos aprobados, además de añadir estas selecciones culturales:

Frutas

Agracejo, utilizado en la cocina persa por su sabor amargo

Granada

Vegetales de limpieza

Guisantes amarillos

Probióticos

Labné, un queso yogur que se elabora al dejar que el yogur se filtre por un paño fino o un filtro de café durante la noche

Ciclo 3: Adquirir

Sigue la lista de alimentos aprobados, además de añadir estas selecciones culturales:

Almidones naturales

Lavash (pan plano y delgado)

Pan

Consejos generales:

- Opte por platos tradicionales como torshie hazeri (mezcla de vinagre o jugo de limón y vegetales), que se prestan muy bien a la dieta de 17 días.

- Otro plato es el khordan sabzi, un plato de vegetales crudos —cebolla verde, berros, menta y albahaca—, que se come con los dedos o dentro del lavash con una rodaja de queso feta.

- Mezcla vegetales salteados como borani con un mínimo de aceite; utilice también aceite de cocina en aerosol y una sartén antiadherente.

- Haga frittatas (kuku) reemplazando los huevos enteros por claras de huevo para reducir las calorías y las grasas.

- Utilice arroz integral en vez de arroz blanco para los platos de entrada.

- Para los probióticos, disfrute del tzatziki clásico, un dip elaborado con yogur, pepino rallado y ajo.

Ahora estás cocinando... y perdiendo peso

La dieta de 17 días funciona para todos, sin importar tu cultura o país de origen. La razón principal es que abarca especialmente alimentos naturales, y éstos se encuentran en todas las cocinas. Creo que también hay que utilizar sentido común para los alimentos: comer tacos demasiado grasosos, rollos primavera fritos o pasta con salsas repletas de grasa pueden hacerte subir de peso y aumentar también los niveles de colesterol, obstrucción en las arterias y, en última instancia, causar enfermedades del corazón.

Afortunadamente, el cuidado de tu cuerpo, salud y corazón no equivale a renunciar a todos tus alimentos favoritos y tradicionales. Solo tienes que utilizar técnicas de cocina con poca grasa, concentrarte en las frutas y vegetales en su estado más natural y recurrir a probióticos como el yogur (que parece ser un alimento básico en muchas culturas). Sé innovadora, utiliza un poco de ingenio, aplica un poco de creatividad y perderás peso.

Resumen

- La dieta de 17 días es adaptable a cualquier tipo de cocina. Una de las razones es que hace énfasis en los vegetales, las frutas, las proteínas magras y los alimentos con cereales integrales; grupos alimentarios que forman parte de todas las culturas.

- La preparación de los alimentos es la clave. Al utilizar menos grasa para cocinar y menos alimentos ricos en almidón, puedes preparar muchos platos exóticos y adaptarlos a tu dieta.

- Sé prudente: come porciones más pequeñas y evita freír los alimentos en exceso de grasa.

- La dieta de 17 días es para todos, sin importar tu herencia cultural o país de origen.

8

La dieta de excepción del SPM

S**iempre hay una** excepción a toda regla, pero la mayoría de las veces
quiero que las sigas de todos modos. Sin embargo, el síndrome premenstrual (SPM) hace que las reglas se tengan que flexibilizar un poco.

Mujeres, estoy seguro de que se sienten felices y bien adaptadas... hasta
unos días antes de su periodo, cuando se convierten en Atila y atacan a todo el
mundo sin razón aparente. Tus familiares y amigos te evitan, ¿y quién podría
culparlos?

Luego viene la parte física, como por ejemplo, que tu cuerpo está tan hinchado que debería aparecer en MapQuest. Luego, cuando te llega el periodo,
también llegan los cólicos. Durante la próxima semana, la relación de amor-
odio que tienes con tu periodo (te gusta que te llegue de forma regular, pero
odias todo lo demás sobre él) se vuelve hostil.

Además de todo esto, es difícil mantener tu dieta. Cuando los cólicos no
te hacen doblar del dolor, estás metiendo el dedo en una botella de salsa de
chocolate caliente varias veces al día o comes más en una sola comida que lo
que pesa Paris Hilton.

Los médicos aún no sabemos muy bien por qué el periodo te puede poner
irritable, pero la teoría predominante es que los niveles fluctuantes de estrógenos y progesterona afectan la serotonina, un químico del cerebro que mejora
el estado de ánimo. La serotonina es una sustancia que te hace sentir bien si
está en los niveles adecuados. Es como un estimulante natural. Cuando bajan

los niveles de serotonina —que es lo que sucede en el SPM—, te sientes de mal humor y deprimida.

Pero ten en cuenta una cosa: no tienes por qué ser una esclava de tu ciclo menstrual. Puedes seguir una dieta razonable durante esa semana terrible de cada mes y perder peso. Esto es importante porque el sobrepeso, o incluso la obesidad, hacen que los síntomas del SPM empeoren. Puedes lograr esto siguiendo lo que yo llamo la dieta de excepción del síndrome premenstrual. Es una combinación de alimentos y suplementos contra el síndrome premenstrual.

Hay muchas mujeres afortunadas que no sufren de síndrome premenstrual y no tienen necesidad de seguir esta dieta. El primer paso, antes de considerar esta dieta, es determinar: ¿sufres de síndrome premenstrual?

Se podría pensar que es una pregunta tonta, y quizá lo sea. La mayoría de las mujeres saben si tienen o no el síndrome premenstrual. Síganme la corriente, por favor. Nosotros los médicos estudiamos ocho años y nos gusta

---

CHEQUEO: ¿Sufres de síndrome premenstrual?

¿Tienes alguno de estos síntomas justo antes y/o durante tu periodo? Marca cualquiera de los síntomas que se aplican.

☐ Depresión	☐ Ansiedad
☐ Dolor de cabeza	☐ Pesadillas
☐ Ansias de comida	☐ Náuseas
☐ Inflamación	☐ Cambios de humor
☐ Cólicos	☐ Sensibilidad en los senos
☐ Sensación de tristeza	☐ Deseos de llorar
☐ Deseo de no participar en actividades sociales	☐ Trastornos del sueño
☐ Irritabilidad	☐ Sofoco
☐ Fatiga	☐ Aumento de peso

Es más fácil diagnosticar una fractura en el brazo que el síndrome premenstrual, pero si tienes tres o más de estos síntomas, entonces probablemente sufres de SPM. Si tienes menos de cinco, tal vez tengas simplemente molestias menstruales.

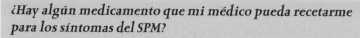

DOCTOR ¿PODRÍA DECIRME MÁS, POR FAVOR

¿Hay algún medicamento que mi médico pueda recetarme para los síntomas del SPM?

Las mujeres han estado sufriendo de síndrome premenstrual durante muchos años, y suelen ser tratadas con tranquilizantes, antidepresivos y diuréticos. Los analgésicos de venta libre, como el ibuprofeno, son eficaces contra los cólicos. Pero honestamente, se ha descubierto que unos pocos cambios en el estilo de vida (una dieta saludable y ejercicio) pueden ser tan eficaces como los medicamentos en la eliminación de los síntomas.

poner en práctica nuestra formación médica. Nos encanta hacer preguntas antes de hacer un diagnóstico. A veces hacemos incluso una serie de preguntas que tienen poca relación, como "¿Qué tipo de champú usas?" o "¿Quién hizo el papel del novio de California de Carrie en *Sex and the City*?" Por favor, haz la prueba de chequeo en la página anterior. Solo te tomará un segundo.

Si tienes síntomas emocionales o son de carácter básicamente físico —ansias de alimentos, inflamación y dolor de espalda—, el síndrome premenstrual puede parecer un mal necesario. Sin embargo, no tienes por qué soportarlo. Si dispones de un poco de información nutricional de vanguardia sobre esta condición y de un poco de planificación, puedes cambiar fácilmente las cosas para que tu periodo deje de controlar tu vida y puedas seguir perdiendo peso sin arruinar tu dieta. Te mostraré cómo asumir el control ahora mismo. En primer lugar, veremos los alimentos que ayudan a aliviar los síntomas; en segundo lugar, los alimentos que agravan los síntomas y que debes evitar; y en tercer lugar, cómo modificar la dieta de 17 días durante una semana para seguir perdiendo peso.

Comer para vencer al SPM

A mis pacientes del sexo femenino les doy listas de recomendaciones y las ayudo a decidir lo que deben incorporar. De todos los cambios que puedes hacer para mejorar tu salud premenstrual, los médicos y expertos en nutrición coinciden en que la adopción de hábitos alimenticios saludables tendrá el efecto más inmediato. He aquí un resumen de lo que debes incluir en la dieta de excepción SPM.

Salmón y otros pescados

Ricos en proteínas, los pescados como el salmón, el atún, el mero, la sardina, la caballa y el arenque también son ricos en ácidos grasos omega-3, que son muy saludables y pueden disminuir los cólicos y otros síntomas. Estas grasas también estabilizan el aumento hormonal que hace que el SPM sea tan molesto.

Uno de los ácidos grasos presentes en el omega-3 es el ADH, la abreviación de ácido docosahexaenoico. Los bajos niveles de ADH se han asociado a la depresión. Un estudio publicado en la revista médica *The Lancet* señaló que en las regiones donde la gente comía más pescado, se registraron menos casos de depresión. Otro estudio, publicado en la *Revista Americana de Nutrición Clínica*, señaló que el aumento de la depresión en Norteamérica durante el último siglo ha sido paralelo a la disminución de la cantidad de ADH en nuestra dieta. Teniendo en cuenta esta evidencia, creo que es una buena idea consumir más pescado, pues parece ser un tratamiento natural para la depresión.

Otros beneficios de la comida de mar son el calcio, el magnesio, el hierro y el zinc, los cuales son fundamentales para aliviar los síntomas.

Consejo para la semana de la dieta de excepción del SPM: Consume un mínimo de 2 a 3 porciones de pescados y mariscos si experimentas los síntomas.

Otras proteínas magras

Disfrutar de proteínas magras como la carne magra y el pollo te ayuda a obtener selenio, un mineral importante contra el SPM. La ansiedad está asociada a una deficiencia de este mineral. Cinco semanas después de que unos psicólogos del University College de Gales comenzaron a administrarles un suplemento diario de 100 microgramos de selenio a un grupo de 50 mujeres y hombres, reportaron sentirse más equilibradas y con un mejor estado de ánimo. Las personas que tenían una mayor deficiencia de selenio al comienzo del estudio reportaron la mejoría más dramática en el estado de ánimo. El Departamento de Agricultura de los Estados Unidos también ha reportado hallazgos similares.

Otras fuentes de selenio son los mariscos (especialmente el atún) y los cereales integrales.

Puedes satisfacer todas tus necesidades diarias de selenio comiendo tres nueces de Brasil al día.

Durante la semana del periodo incluye las siguientes proteínas:

Pechuga de pollo

Carne magra de res

Carne molida de res, magra

Tres nueces de Brasil

Consejo para la semana de la dieta de excepción del SPM: Disfruta al menos dos porciones de proteína magra al día. Come 3 nueces de Brasil todos los días durante el periodo.

Las proteínas de soya

El tofu, el tempeh, la leche de soya y el edamame (frijoles de soya ligeramente salados y en su vaina) contienen hormonas vegetales llamados isoflavonas, que pueden disminuir los síntomas del SPM.

Hay evidencia de que estos componentes naturales ayudan al cuerpo a absorber el estrógeno y la progesterona adicionales que contribuyen a que te sientas de mal humor, inflamada y con cólicos.

Consejo para la semana de la dieta de excepción del SPM: Disfruta de alimentos de soya como refrigerios unas pocas veces a la semana durante tu periodo.

Los carbohidratos naturales

Los carbohidratos son la base alimentaria de la serotonina, ese químico tan maravilloso para tu cerebro. Pero no todos los carbohidratos parecen ser igualmente buenos en la producción de serotonina. Muchas mujeres con síndrome premenstrual reportan menos síntomas después de comer carbohidratos complejos (cereales integrales, vegetales, frutas), ya que el cuerpo los procesa con mayor lentitud, manteniendo unos niveles constantes de azúcar en la sangre, y posiblemente, también la fuente de la serotonina. Los carbohidratos simples (azúcar, jarabe, miel) aumentan el azúcar en la sangre y los niveles de serotonina solo temporalmente, así que después de un aumento o calma inicial, te puedes sentir irritable o de mal humor. El alcohol (que está lleno de azúcar) puede tener efectos similares.

Los carbohidratos como las habas y los frijoles negros tienen un alto contenido de potasio y magnesio, dos minerales que ayudan a prevenir los cambios de humor, la fatiga, la ansiedad y la inflamación. Los camotes son ricos en vitaminas del grupo B, una familia de nutrientes que también ayudan a reducir los síntomas del SPM.

Consejo para la semana de la dieta de excepción del SPM: Incluye 3 porciones diarias de los siguientes alimentos:

½ taza de avena cocida

1 taza de cereal rico en fibra

1 rebanada de pan integral (sin azúcar añadido)

½ taza de frijoles o legumbres

1 camote mediano

½ taza de maíz

½ taza de cebada

½ taza de arroz integral

Vegetales diuréticos

Se cree que hay algunos alimentos que son diuréticos, lo que significa que ayudan al cuerpo a eliminar el agua. Y la mayoría contienen magnesio, potasio, calcio y otros nutrientes que pueden aliviar el síndrome premenstrual. Los espárragos, por cierto, son uno de los mejores diuréticos; contienen un aminoácido llamado asparagina, que actúa como un diurético para expulsar el exceso de líquido de tu organismo. Los vegetales también están llenos de fibra, lo que contribuye a la eliminación y al alivio de la inflamación abdominal. Consume estos vegetales durante tu periodo:

Espárragos

Remolacha

Pepinos

Lechuga, todas las variedades

Perejil

Espinacas

Tomates

Berros

Consejo para la semana de la dieta de excepción del SPM: Consume cantidades abundantes de vegetales diuréticos todos los días.

Frutas ricas en azúcar

Al igual que ciertos vegetales, muchas frutas están cargadas de potasio, un nutriente que combate el SPM. Algunas menciones de honor son las bananas, el melón, las uvas y los mangos. Sí, estas frutas son ricas en azúcar, pero esta es una ventaja en este programa. La fruta es el dulce de la naturaleza y te ayudará a controlar las ansias de azúcar durante tu periodo.

Consume también frutas de alto contenido en fibra, como manzanas, peras y fresas. Es preferible comer la fruta que consumirla en jugo, ya que éste es casi azúcar pura.

Consejo para la semana de la dieta de excepción del SPM: Disfruta hasta 3 porciones de fruta fresca al día, especialmente las que acabo de mencionar arriba.

Probióticos y alimentos ricos en calcio

Ya estás consumiendo probióticos en la dieta de 17 días. Bueno, ¿adivina qué? Estas bacterias saludables pueden mantenerte constante y desinflamada. En un estudio realizado, las mujeres con dolor abdominal, inflamación, estreñimiento y/o diarrea que tomaron suplementos de probióticos durante cuatro semanas, experimentaron una menor inflamación que las que tomaron un placebo.

Los alimentos probióticos como el yogur, proporcionan un mineral importante contra el SPM: el calcio. Las investigaciones muestran que las mujeres que consumen entre 1.000 y 1.200 miligramos de calcio al día durante todo el mes, experimentan menos cambios de humor relacionados con la menstruación que quienes no consumen productos lácteos. Una deficiencia de calcio parece hacer que las fluctuaciones hormonales empeoren, así que obtener una cantidad suficiente de este mineral mantiene las hormonas constantes y la serotonina alta. Te sentirás mucho menos nerviosa, irritable, deprimida y de mal humor.

Consejo para la semana de la dieta de excepción del SPM: Disfruta de dos porciones diarias de probióticos. Elige entre las listas de la dieta de 17 días.

Las grasas contra el síndrome premenstrual

Tu cuerpo necesita ácidos grasos esenciales (AGE) para metabolizar eficientemente las hormonas. Los AGEs son un conjunto de grasas poliinsaturadas, esenciales para las funciones corporales. Es decir, que nuestro cuerpo es incapaz de fabricarlos, y tenemos que obtenerlo diariamente de nuestra dieta.

Los ácidos grasos esenciales se convierten en prostaglandinas para tener así un efecto benéfico en tu cuerpo. Las prostaglandinas son sustancias similares a las hormonas responsables de la regulación de la presión sanguínea, la dilatación de los vasos sanguíneos para mejorar la circulación, la prevención de la coagulación de la sangre, la reducción de la inflamación y la regulación de los niveles de insulina. También controlan el sistema inmunológico.

Se ha demostrado que tomar suplementos de AGEs que contienen un ácido graso llamado ácido gamma-linolénico (GLA) y/o grasas omega-3, contribuye a aliviar los síntomas del SPM. El aceite de onagra, que puede tomarse en forma de cápsula y es rico en GLA es también un suplemento eficaz contra el SPM (ver más abajo). El aceite de linaza tiene una gran cantidad de omega-3, por lo que es una grasa excelente durante tu periodo y contribuye a la regulación hormonal.

Consejo para la semana de la dieta de excepción del SPM: Toma de 1 a 2 cucharadas de aceite de linaza todos los días; es tu porción de grasas saludables. Habla con tu médico sobre la posibilidad de consumir grasas adicionales.

El chocolate

La recomendación de comer un poco de chocolate durante el periodo es motivo de controversia. Algunos médicos dicen que está bien, otros dicen que no. Soy de los que creen que el chocolate es un antídoto para el mal humor. Todo el mundo se alegra cuando come chocolate. En realidad, aumenta la producción de serotonina en el cerebro; también contiene feniletilamina, la misma sustancia química que se encuentra en el cerebro en concentraciones más altas cuando estamos enamorados.

El chocolate tiene muchas otras virtudes. Es rico en magnesio, que es un mineral calmante. Si tu relación con el chocolate se basa en los beneficios para la salud, mientras más oscuro sea, mejor. El chocolate negro tiene el mayor contenido de cacao, que es la sustancia mágica: rica en flavonoides, un grupo de químicos que previene los daños de los tejidos del corazón y de los vasos sanguíneos. (El chocolate con leche suele ser más dulce y menos intenso que el chocolate negro, pero mucho más bajo en flavonoides).

Así que de ahora en adelante, deja que el chocolate alegre tus días, pero limita el consumo diario entre ½ y 1 onza de chocolate negro o de cacao bajo en calorías. Por supuesto, recurre a la moderación cuando sientas deseos y no te comas las dos orejas de un conejo de chocolate de 6 pies. Cualquier beneficio del chocolate desaparecerá si lo comes en exceso y aumentas de peso. No te niegues a tus antojos durante tu periodo, pero contrólalos.

Consejo para la semana de la dieta de excepción del SPM: Disfruta entre ½ y

1 onza de chocolate negro o de un poco de cacao bajo en calorías durante la semana de tu periodo si sientes deseos de comer chocolate.

Otros consejos nutricionales para luchar contra el síndrome premenstrual

Comidas múltiples. Intenta comer cinco o seis veces (desayuno, almuerzo, cena y refrigerios). Lo importante es mantener un nivel estable de azúcar en la sangre. El consumo constante de alimentos ricos en carbohidratos complejos ayuda a mantener alto el azúcar en la sangre, así que te verás menos afectada por la hormona de la irritabilidad. Procura no pasar más de tres horas sin comer. Las comidas con un buen balance de carbohidratos naturales y una cantidad moderada de proteínas parecen ser el truco mágico para muchas mujeres.

Hidrata tu cuerpo. Para evitar la inflamación, algunas mujeres dejan de tomar más agua justo antes de sus periodos. Agregarle más líquido a un cuerpo que ya está inflamado pareciera ser lo último que quisieras hacer, pero en realidad, el agua potable es una de las mejores formas de estimular a tu cuerpo para que elimine el exceso de líquidos. (Si no tomas agua, tu cuerpo reaccionará reteniendo los líquidos, lo que hace que la inflamación sea aun peor).

Así que bebe al menos ocho vasos de agua pura al día.

Lo que debes evitar

Un número de alimentos y sustancias hará que tus síntomas empeoren. Evita lo siguiente.

Sodas. No las tomes en la dieta de 17 días, y definitivamente no quiero que las tomes durante tu periodo. Las burbujas de las bebidas carbonatadas harán que tu vientre se hinche. Bebe solo agua corriente.

Chicle. La goma de mascar te hace tragar aire en exceso, y esto aumenta la inflamación. Así que cuando alguien te diga que estás llena de "aire caliente", realmente lo estás. Escupe tu chicle.

Carbohidratos p.m. En la dieta de 17 días no consumirás carbohidratos después de las 2:00 p.m. Esta es una buena práctica a seguir durante tu periodo. Los alimentos que contienen almidón, como el pan y las pastas,

DOCTOR, ¿PODRÍA DECIRME MÁS, POR FAVOR ?

Mi digestión se altera mucho durante mi periodo.
¿Qué puedo hacer?

Lo que me dices es muy común. La mala digestión realmente puede empeorar el SPM, así que toma las siguientes precauciones:

1. Consume una variedad de alimentos integrales para obtener todos los nutrientes que necesitas. Evita los alimentos enlatados, congelados y procesados.

2. Consume alimentos recién preparados siempre que sea posible.

3. Come la comida más pesada alrededor del mediodía. Mientras más tarde comas, más liviana deberá ser tu comida. Esto también te ayudará a controlar el peso.

4. Masticar bien los alimentos hace que sean más fácil de digerir.

5. Crea un ambiente tranquilo y relajado mientras cocinas para darle una energía saludable a tus comidas.

6. Si es posible, come siempre a la misma hora.

7. Comer alimentos tibios o calientes produce una mejor digestión.

8. No tomes bebidas frías porque disminuyen la capacidad digestiva de tu estómago. Toma agua caliente saborizada con jugo de limón recién exprimido.

pueden hacer que retengas agua. No los consumas antes de acostarte para no despertarte hinchada.

Sal. Sacudir el salero unas pocas veces puede ser suficiente para promover la inflamación y la sensibilidad en los senos. Reducir el consumo de sal es un cambio muy fácil de hacer y realmente puede ayudar a disminuir tus síntomas. Sazona tus alimentos con hierbas, especias, condimentos bajos en sodio o sin sal, salsa de soya baja en sal, sal de mar o algas.

Cafeína. Los alimentos y bebidas que contienen cafeína pueden aumentar la sensibilidad en los senos, la ansiedad, la irritabilidad y los cambios de humor. La cafeína también puede eliminar del cuerpo las vitaminas del complejo B, que son importantes para mantener el equilibrio de los niveles hormonales. Estudios recientes han encontrado que mientras más café tome una mujer, más fuertes serán sus síntomas de SPM. Sin embargo, no reduzcas drásticamente el consumo de cafeína porque puedes sufrir síntomas de abstinencia. Reduce el consumo de café a media taza cada pocos días o mezcla café normal con descafeinado, aumentando poco a poco la proporción de café descafeinado durante varias semanas. Disminuye también el consumo de otras fuentes de cafeína, como algunos tés y gaseosas.

Azúcar refinada. Está descartada de plano. El azúcar blanca dificulta la absorción de magnesio, un nutriente importante, y produce grandes fluctuaciones en los niveles de azúcar, lo que puede hacerte sentir cansada y eliminar de tu cuerpo las vitaminas del grupo B.

No te llenes de alimentos repletos de azúcar cuando te sientas deprimida. Te sentirás mucho mejor si evitas los dulces. El bienestar inmediato ofrecido por el azúcar es seguido generalmente por la fatiga, y si eres susceptible a la depresión, entonces el cansancio puede hacer que todo parezca ser peor que nunca.

Alcohol. Limita su consumo a no más de una bebida al día durante tu periodo o a ninguna en absoluto. Puede actuar como un depresivo y hacerte irritable.

Huevos. Reemplaza el consumo de huevos por claras de huevo durante tu periodo. El contenido de grasa de los huevos puede interferir con la absorción de magnesio.

La dieta de excepción del SPM

Ésta es una forma efectiva de planear tus comidas durante tu periodo. Utiliza estas comidas de muestra como una guía para planificar tu semana libre de síntomas.

Día 1

Desayuno

- Avena con manzana y canela: pela y corta o ralla una manzana mediana. Cocina la manzana con la harina de avena (para obtener ½ taza de harina de avena). Sirve y espolvorea con canela. La canela ayuda a estabilizar el azúcar en la sangre.

Almuerzo

- Sándwich de pavo: Esparce 1 cucharada de mostaza de Dijon en dos tajadas de pan integral y cubre con rebanadas de pechuga de pavo bajo en grasa y rodajas de tomate.
- 6 oz de yogur sin grasa o sin azúcar con 1 taza de mango en cubos

Cena

- Salmón a la plancha
- Ensalada grande de lechuga, tomate y perejil, rociada con una cucharada de de aceite de linaza y 2 cucharadas de vinagre de hierbas

Refrigerios

- 3 nueces del Brasil
- 1 oz de chocolate oscuro
- 6 oz de yogur sin grasa o sin azúcar, o 1 taza de leche de soya
- ½ melón de tamaño mediano

Día 2

Desayuno

- Queso parfait: Combina ½ taza de queso cottage Breakstone LiveActive con una taza de bayas (cualquier variedad) y 3 de nueces picadas Brasil.

Almuerzo

- 1½ tazas de pasta de trigo integral (esto contiene las 3 porciones diarias de carbohidratos naturales) con salsa marinara sin azúcar
- 1 manzana o pera mediana

Cena

- Pollo al horno o a la plancha
- Espárragos al vapor en abundancia
- Rodajas de tomate, aderezadas con aceite de linaza y 1 cucharada de hierbas
- ½ taza de chocolate con leche baja en grasa

Refrigerios

- 6 oz de yogur sin grasa o sin azúcar
- 1 banana mediana

Día 3

Desayuno

- 1 taza de cacao con leche de soya
- 2 claras de huevo revueltas
- 1 rebanada de tostada de cereal integral
- ½ melón mediano

Almuerzo

- Sándwich de atún: Mezcla una lata de atún de 3 oz con una cucharada de mayonesa baja en grasa y 3 cucharadas de apio finamente picado. Esparce la mezcla de atún en 2 rebanadas de pan integral y cubra con rodajas de tomate.
- 6 oz de yogur sin grasa o sin azúcar con 1 taza de mango en cubos

Cena

- Filete de carne a la plancha
- Ensalada grande de lechuga, tomate y perejil rociada con 1 cucharada de aceite de linaza y 2 cucharadas de vinagre de hierbas

Refrigerios

- 1 manzana o pera mediana
- 3 nueces de Brasil
- 1 plato grande de edamame

Día 4

Desayuno

- 1 taza de cereal rico en fibra
- 1 banana mediana en rodajas con cereal
- 1 taza de leche de soya

Almuerzo

- Ensalada grande de espinacas con ½ taza de tofu en cubitos, 2 rebanadas de tocino de pavo cocido y desmenuzado, ½ taza de garbanzos y perejil picado, rociada con aderezo sin grasa
- 1 rebanada de pan integral
- 6 oz de yogur sin grasa o sin azúcar con 1 taza de fresas frescas

Cena
- Chuletas de cerdo a la plancha
- Ensalada de tomate y pepino: Corta medio pepino, mezcla con una taza de tomates, y rocía con 1 cucharada de aceite de linaza y 2 cucharadas de vinagre de hierbas.

Refrigerios
- 3 nueces del Brasil
- 1 oz de chocolate negro
- 6 oz de yogur sin grasa o sin azúcar
- 1 manzana o pera mediana

Día 5

Desayuno
- Fundido de queso cheddar: Esparce 3 cucharadas de queso cheddar rallado bajo en grasa en 2 rebanadas de pan integral. Hornee hasta que el queso se derrita.
- 1 taza de melón en bolitas

Almuerzo
- Ensalada del chef: sobre una cantidad grande de lechuga, pon pepino picado, ½ taza de garbanzos, remolacha en rodajas en escabeche y tiras de pollo o pavo al horno rociadas con 1 cucharada de aceite de linaza y 2 cucharadas de vinagre de hierbas.
- 6 oz de yogur sin grasa o sin azúcar con 1 taza de fresas frescas

Cena
- Salmón al horno o a la plancha
- Espárragos al vapor
- ½ taza de chocolate con leche baja en grasa

Refrigerios
- 1 taza de trozos de piña fresca
- 3 nueces de Brasil
- 1 plato grande de edamame (frijoles de soya en vaina)

Día 6

Desayuno

- Batido: En una licuadora, mezcla ½ taza de leche de soya, 6 oz de yogur natural light o sin grasa, 1 banana en rodajas, un chorrito de extracto de vainilla y 4 cubos de hielo.
- 1 tostada de pan integral

Almuerzo

- Camarones hervidos o al vapor
- ½ taza de frijoles lima
- ½ taza de maíz
- 1 manzana o pera mediana

Cena

- Filete de carne a la plancha
- Ensalada verde con perejil, pepinos y tomates picados, con 1 cucharada de aceite de linaza y 2 cucharadas de vinagre balsámico o sazonado
- 1 copa con 5 oz de vino tinto

Refrigerios

- 3 nueces del Brasil
- 1 oz de chocolate oscuro
- 6 oz de yogur sin grasa o sin azúcar
- ½ melón mediano o 1 taza de fresas

Día 7

Desayuno

- 2 claras de huevo revueltas
- ½ taza de avena
- 1 taza de fresas

Almuerzo

- 1 hamburguesa magra
- 1 taza de arroz integral
- Tomates cocidos
- 6 oz de yogur sin grasa o sin azúcar
- 1 manzana o pera mediana

Cena

- Pechuga de pavo
- Espárragos al vapor
- Ensalada de tomate y pepino: Corte medio pepino, mezcle con una taza de tomates y rocíe con 1 cucharada de aceite de linaza y 2 cucharadas de vinagre sazonado.
- Una copa con 5 oz de vino tinto

Refrigerios

- 3 nueces del Brasil
- 1 oz de chocolate oscuro
- 6 oz de yogur sin grasa o sin azúcar
- 1 banana mediana

Suplementos eficaces para el SPM

Las pastillas que me gusta recetar para los problemas médicos son los suplementos nutricionales. Hay muchos suplementos que puedes tomar con frecuencia y que pueden ayudarte. Consulta con tu médico sobre los siguientes suplementos:

Multivitaminas/minerales. Toma una con el desayuno. (Si son vitaminas para niños, toma 2). Tomar una multivitamina con los alimentos optimiza la absorción de vitaminas y minerales, especialmente la B6, el magnesio y el potasio, nutrientes que ayudan a aliviar las molestias premenstruales. La vitamina B6 es importante porque ayuda al hígado a regular los niveles excesivos de estrógeno y se ha demostrado que ayuda a prevenir los cólicos menstruales.

Vitamina D. Una ingesta suficiente de vitamina D (400 UI) al día también podría aliviar los síntomas del SPM, especialmente la irritabilidad.

Carbonato de calcio. Al menos 1.200 miligramos. La dieta típica de una mujer solo proporciona de 600 a 800 miligramos de calcio al día, y no de 1.000 a 1.200 mg, la cantidad necesaria para aliviar los síntomas del SPM. Un estudio encontró que las mujeres que tomaron esta dosis tuvieron una disminución del 48% en la gravedad de los síntomas del SPM. El calcio parece mejorar el procesamiento cerebral de la serotonina.

Magnesio. Toma un suplemento de 400 miligramos dos veces al día. Este mineral tiene un efecto calmante y combate la irritabilidad. Los cereales integrales y las lentejas son ricos en magnesio, un mineral que también se puede obtener con un suplemento. El magnesio puede mejorar el humor, y un estudio ha demostrado que puede proporcionarles un gran alivio a las mujeres que sufren dolores de cabeza durante la menstruación. El citrato de magnesio, el aspartato y el glicinato se absorben mejor que los suplementos con óxido de magnesio.

Aceite de pescado. 3 gramos al día. Aumenta a 5 gramos al día cuando comiencen los síntomas del SPM.

Aceite de onagra. 1.000 miligramos diarios. Alivia uno de los síntomas más comunes del SPM: la sensibilidad en los senos.

EN 17: 17 combatientes de la inflamación

Es sábado por la noche y te pones tus jeans más sexy. Pero hay un problema: tu estómago está tan hinchado que los jeans escasamente te cierran. ¿Te suena familiar? La inflamación es un síntoma común pero molesto del SPM que tiene muchas causas. La retención de líquidos en las mujeres se debe con frecuencia a los cambios hormonales que ocurren justo antes del periodo mensual. Hay hormonas y sustancias químicas en el cerebro que afectan los intestinos; el estrógeno y la progesterona son en realidad sustancias químicas del cerebro. Afectan el cerebro y el sistema nervioso y tienen un efecto sobre la motilidad o movimiento del intestino. Afortunadamente, hay maneras fáciles de eliminar la inflamación: unas 17 en total. Ensaya uno de estos trucos para que tus pantalones no te queden demasiado apretados e incómodos.

1. Deja de comer alimentos ricos en sodio como sopas enlatadas, comidas rápidas y carnes curadas. El sodio hace que tu cuerpo retenga agua.

2. Bebe más agua. Lo creas o no, los líquidos ayudan a eliminar el sodio y la inflamación.

3. Evita los carbohidratos simples (como el pan blanco, las pastas blancas, las papas fritas, etc.). Los carbohidratos se descomponen en glucosa y se almacenan en el cuerpo en forma de glucógeno para obtener energía. Para ser almacenados es necesario que una molécula se adhiera a la glucosa. Mientras más carbohidratos acumules, más pesada te sentirás.

4. Opta por los carbohidratos ricos en fibra como vegetales y frutas. Mientras más tiempo permanezcan los alimentos en tus intestinos, será más probable que retengas agua.

5. Haz ejercicio. Esto hace que transpires el exceso de agua y aceleres la digestión. Cuando haces ejercicio, estimulas los músculos que ayudan a mover los alimentos y el agua a través de tu sistema con mayor rapidez. Combate el estreñimiento caminando un mínimo de 17 minutos diarios para hacer que los alimentos se muevan constantemente a través de tu tracto digestivo. El ejercicio también elimina los líquidos. Además, diversas investigaciones muestran que el ejercicio moderado alivia los cólicos, los dolores de cabeza y el dolor en la parte inferior de la espalda, mejora el sueño y reduce la fatiga. También aumenta los niveles de endorfina, ayudándote a mejorar tu estado de ánimo.

6. Toma calcio y magnesio, como he mencionado anteriormente. Ambos compiten con el sodio para ser absorbidos por tu cuerpo, así que si los tomas en cantidades adecuadas, tu cuerpo se verá obligado a expulsar la sal que no ha sido absorbida con eficacia.

7. Ten cuidado con los diuréticos. Cuando dejas de tomar un diurético, tu cuerpo retiene más agua, haciendo que permanezcas hinchada una o dos semanas después del periodo. Esto puede conducir a una dependencia física, pues tu cuerpo necesita esta droga para eliminar el exceso de líquido en lugar de hacerlo de forma natural.

8. Dile no a los refrescos. Insisto en hacer énfasis en esta recomendación. La cafeína que hay en las gaseosas te deshidrata, y el fósforo, un aditivo común en los refrescos, puede inflamar las paredes intestinales, haciéndote sentir aun más hinchada.

9. Consulta con tu médico la pertinencia de tomar píldoras anticonceptivas. Éstas pueden estabilizar tus niveles de progesterona, una hormona que puede producir inflamación.

10. Aumenta el consumo de vitamina B6. Muchos síntomas del síndrome premenstrual, incluyendo la retención de agua, son provocados por una deficiencia de vitamina B6 en el metabolismo de tu cuerpo. Toma entre 50 y 100 miligramos de vitamina B6 diariamente para ver si tus síntomas mejoran.

11. Deja de comer comida chatarra. Reduce el consumo de alimentos que son difíciles de digerir, tales como los productos azucarados, grasos y fritos, ya que pueden alojarse en tus intestinos, causando estreñimiento y distensión.

12. Disfruta de vegetales diuréticos.

13. Toma una bebida diurética natural, como por ejemplo, una taza de infusión de manzanilla, de diente de león o un vaso de agua sin gas con limón o lima para mitigar la inflamación.

14. El sorbitol, un edulcorante artificial, se encuentra en algunos chicles y dulces sin azúcar y puede contribuir a la inflamación, al igual que el consumo de alcohol, la cafeína y la nicotina.

15. Evita también los productos lácteos que contengan lactosa —el azúcar de la leche—, si ves que tus síntomas de la inflamación empeoran.

16. Aumenta el consumo de proteínas una semana antes de tu periodo y durante éste. Las proteínas tienen un efecto diurético en el cuerpo.

17. Toma probióticos adicionales.

Si los cambios que estoy recomendando parecen muy desalentadores, procura implementarlos poco a poco. Mis pacientes me dicen que comer con más regularidad, suprimir el consumo de azúcar refinado y de cafeína y hacer más ejercicio ayudan muchísimo. O trata tus síntomas más molestos: si realmente sientes molestia en los senos, toma aceite de onagra o reduce el consumo de sal para ver si sientes alivio.

Para saber si la dieta de excepción del SPM funciona para ti, realmente tienes que seguirla por un mínimo de seis ciclos. Lleva un registro escrito. A medida que disminuyan los síntomas, te sentirás motivada para seguir tu nuevo plan. Si el problema persiste o si sigues aumentando de peso, consulta con tu médico. Ten presente tus objetivos principales: el alivio de los síntomas del síndrome premenstrual y la pérdida de peso permanente.

Resumen

• Varios ajustes de menor importancia en la dieta de 17 días pueden ayudarte durante tu periodo. Incluye más alimentos ricos en ácidos grasos omega-3, como el salmón, aumenta tu consumo diario de carbohidratos naturales a 3 porciones al día, consume más vegetales diuréticos y disfruta de frutas ricas en azúcar.

- Los probióticos y otros alimentos ricos en calcio ayudan con los problemas de digestión y cambios de humor.

- Come un poco de chocolate durante tu periodo. Te ayudará a mitigar el estrés.

- Come varias veces al día (de 5 a 6) para mantener un nivel estable de azúcar en la sangre.

- Evita los refrescos, los chicles, los carbohidratos en horas de la tarde, el exceso de sal o de cafeína, el azúcar refinado y los huevos.

- Hay varios suplementos que te pueden ayudar: un suplemento multivitamínico/mineral; la vitamina D, el calcio, el magnesio, el aceite de pescado y el aceite de onagra.

- Adopta estrategias para combatir la inflamación, incluyendo tomar mucha agua durante todo el día.

LA RUTINA DE 17 MINUTOS: La luz del sol alivia los síntomas del SPM

Hacer ejercicio aeróbico al aire libre es lo mejor para aliviar las molestias del síndrome premenstrual. Se ha demostrado que la luz solar revierte la depresión, las ansias de carbohidratos, la fatiga y la irritabilidad en las mujeres con síndrome premenstrual. Pasar mucho tiempo en ambientes interiores con luz artificial puede hacer que los síntomas del SPM empeoren.

Así que intenta caminar a paso ligero, jugar al tenis, correr, caminar o andar en bicicleta. Todas estas actividades contribuyen a una sensación de relajación y bienestar. El ejercicio aeróbico, en general, eleva la producción de endorfinas —sustancias químicas del cerebro—, las cuales tienen un efecto calmante. También contribuye a mantener tu corazón y tus huesos sanos y alivia la tensión muscular.

Además de la actividad aeróbica regular, la otra fórmula adecuada de ejercicio para aliviar los síntomas del SPM es practicar yoga para estirar los músculos, alinear la columna vertebral y aumentar la concentración mental. Sin embargo, no hagas demasiado ejercicio, ya que puede causar periodos irregulares o el cese de la menstruación y condiciones poco saludables que pueden conducir a la pérdida prematura de la masa ósea.

TERCERA PARTE

Sigue firme

9

Salir a comer con la dieta de 17 días

· ·

Y**a nadie permanece** en casa. ¿Dónde estamos? En los restaurantes. Los estadounidenses salen a cenar como promedio cuatro veces
por semana, de acuerdo con la Asociación Nacional de Restaurantes.
A medida que comemos más y más, aumenta el porcentaje de personas obesas mientras su dinero disminuye. Gastamos 1000 millones de dólares al día
comiendo fuera. Un dato ofrecido por la Oficina del Censo Demográfico de
Estados Unidos dice que nuestro país tiene 310.751.194 habitantes, así que si
gastamos unos 365 mil millones de dólares al año comiendo fuera, esto nos
da un promedio de 1.117 dólares por persona al año, y podríamos ahorrar un
gran porcentaje de esto si comiéramos en casa.

Supongo que deberás preguntarte si quieres tener sobrepeso o ser rica.

Cuando salimos a cenar, la mayoría de nuestras comidas ni siquiera incluyen una servilleta de tela porque comemos en restaurantes de comida rápida.
Estos restaurantes están en todas partes, incluso en los hospitales. Esto significa
que puedes obtener comida rápida con alto contenido en grasas y calorías y
atención médica en el mismo lugar. Desafortunadamente, tu compañía de
seguros no te reembolsará estas comidas.

Los hospitales sostienen que estos restaurantes no son para los pacientes,
sino para los visitantes y empleados. Claro. Cualquier persona que trabaje en
un hospital sabe que una gran cantidad de esos alimentos son introducidos
de contrabando a las habitaciones de los pacientes. Y cuando estás enferma

en la cama del hospital, sabes quiénes son tus verdaderos amigos, que no son precisamente esos que te están trayendo flores y globos.

Los hospitales se han vuelto astutos de otras maneras. ¿Sabías que algunos ofrecen incluso "servicio de habitación"? Tal como lo lees. Ofrecen comidas servidas junto a la cama por camareros con corbata negra y una reluciente chaqueta color vino tinto. Esto te hace sentir como si estuvieras en un restaurante, solo que estás acostada boca arriba con una bata de hospital, mirando hacia el techo y tratando de descubrir nuevos detalles en los azulejos de la pared.

"Hola, mi nombre es Walter y seré tu camarero".

Justo cuando crees que puedes pedir filet mignon, puré de papas con ajo y cheesecake, Walter te pregunta:

"¿Le gustaría gelatina roja, verde o amarilla con su pastel de carne?"

El corazón se te cae a los pies, y respondes de mala gana, "gelatina roja".

Independientemente de dónde comas (en hospitales o en otros lugares), es posible que te sorprenda la gran cantidad de calorías que tienen las comidas de algunos restaurantes. Una tortilla con fajitas de pollo (que parecen saludables según los parámetros de International House of Pancakes, por ejemplo) contiene 1.360 calorías. (De acuerdo con la Administración de Alimentos y Medicamentos, el consumo diario de calorías recomendado para los adultos es de 1.600 a 2.800 calorías por día). Así que una sola tortilla supone un gran porcentaje de las calorías recomendadas para un solo día.

¿Qué pasa si optas por el pastel de zanahoria en lugar de un cheesecake en un sitio como Cheesecake Factory, ya que es más "saludable"? De acuerdo con los registros de la compañía a principios de 2011, una porción de pastel de zanahoria contiene 1.549 calorías. Piensa en un Chicken Ranch Taco Salad con salsa y con la cubierta de Taco Bell: tiene 910 calorías y 55 gramos de grasa. O un café moka mediano en Starbucks, acompañado de un panecillo con chips de canela: tiene unas 770 calorías y 30 gramos de grasa.

Estas cifras no son exactamente secretos comerciales. Puedes verlas en los sitios web de los restaurantes, pero en los próximos años comenzarán a aparecer en los menús, gracias a una pequeña disposición en la ley de atención médica masiva firmada en 2010. La nueva regla se aplica a cadenas de restaurantes con 20 locales o más.

En la página siguiente encontrarás más sorpresas en referencia a las calorías.

Comer descontroladamente este tipo de comida es la receta perfecta para la obesidad y las enfermedades en un futuro. Pero nos hemos

EN 17: las 17 opciones de restaurante que más engordan

Elemento del menú	Calorías*
1. Papas fritas con queso (4 tazas con 8 cucharadas de aderezo ranchero)	3.010
2. Cebolla Bloomin	2.400
3. Combo de mariscos fritos (con 4 cdas. de salsa tártara, papas fritas, ensalada de col y 2 galletas con 2 porciones de mantequilla)	2.170
4. Cena de pollo frito, con una galleta y puré de patatas	2.000
5. Combo de fideos lo mein	1.820
6. Pollo con arroz Kung Pao	1.600
7. Pollo con arroz General Tso	1.600
8. Fettuccine Alfredo	1.500
9. Cheesecake	1.500
10. Pastel de chocolate derretido con helado	1.270
11. Spaghetti con albóndigas	1.200
12. Carne con arroz y brócoli	1.200
13. Lo mein	1.100
14. Papas rellenas con cáscara (8 cáscaras con 5 cdas. de crema agria)	1.120
15. Malteada grande en restaurante de comidas rápidas	1.010
16. Calamares fritos	1.000
17. Quesadilla de queso o un burrito de pollo	1.000

*El conteo de calorías podría variar en ciertos restaurantes.

programado para salir a comer. Creemos estar demasiado ocupados para cocinar.

Entonces, ¿cuál es la respuesta? ¿Comer solo vegetales al vapor? ¿Negarte a salir a comer? Todo lo contrario. Puedes comer fuera de manera exitosa con la dieta de 17 días y disfrutar de tu experiencia si aprendes a hacer buen uso del menú. Hoy en día, hay más restaurantes que ofrecen platos bajos en grasa y en calorías que nunca antes, por lo que puedes disfrutar fácilmente de una experiencia deliciosa y nutritiva si sabes qué pedir. Permíteme darte algunos consejos que te ayudarán a comer fuera de una manera inteligente.

Infórmate antes de ir

Actualmente puedes ver el menú de la mayoría de los restaurantes por Internet. Mira cuáles alimentos parecen saludables —platos a la parrilla, ensaladas, vegetales de acompañamiento, etc. Decide lo que vas a pedir antes de ir, y comprométete con tu decisión cuando llegues. Colecciona los menús de los restaurantes que frecuentas para tener un punto de referencia.

Siéntate en un lugar tranquilo

Nadie sabe esto, pero las personas que se sientan en las partes de los restaurantes que ofrecen más distracciones (junto a una ventana o frente a un televisor) comen mucho más. El movimiento y la acción hacen que sea fácil perder la cuenta de la cantidad de comida que te estás llevando a la boca. Si vas a hacer una reservación, pide una mesa en un lugar tranquilo. Si entras y te ofrecen una mesa en un lugar con muchas distracciones, pide una lejos del bullicio y de la acción. Vale la pena esperar.

¡Sé la primera en pedir!

Has decidido ordenar un plato liviano del menú, pero cuando tu amigo o amiga ordena ese decadente filete de carne con papas fritas, empiezas a dudar del aburrido salmón a la parrilla que has pedido. Para evitar la tentación del plato menos saludable de tu amigo/a, sé la primera en pedir. Una vez que lo hagas cierra el menú y mantente firme en tu decisión. Si vas a cenar a un restaurante que visitas con frecuencia, simplemente pide tu opción saludable favorita sin abrir el menú.

Hazlo a tu manera

Antes de hacer tu pedido, pregúntale al camarero por tu plato. Esto te ayudará a tomar decisiones más informadas. Algunas preguntas que debes hacer son:

- ¿Cómo se prepara este plato? ¿Puede modificarse?

- ¿Qué ingredientes se utilizan?

- ¿Tienen alguna opción baja en grasa o en calorías?

- ¿Qué viene con esta comida?

- ¿Puedo hacer sustituciones?

- ¿De qué tamaño son las porciones?

No tengas miedo de hacer peticiones especiales. Por ejemplo, pide que te sirvan los alimentos con el mínimo de mantequilla, margarina o aceite. Pregunta si determinados platos pueden hornearse o asarse en lugar de freírse. Pide también que no le añadan más sal a tu plato.

También deberías poder hacer sustituciones. Si los ingredientes aparecen en el menú, el chef debe ser capaz de adaptarse a tus necesidades. Una sustitución común es una papa al horno por papas fritas o una porción doble de vegetales en lugar de un almidón. Si no te traen el plato como lo pediste, no temas devolverlo.

Si ves algo que no te parece bien, menciónalo. Como cliente que pagas, tienes derecho a comer no solo algo que sepa bien, sino también que sea bueno para ti. ¡Sé firme con todo lo relacionado con tu "peso"!

No te dejes seducir por las descripciones de los menús

Las descripciones que hacen agua la boca como "pechuga de pollo tierna y jugosa" o "tomates maduros y tradicionales" son cada vez más comunes en los menús de los restaurantes. Debes tener mucho cuidado con términos sensoriales como mousse "aterciopelado" y los nostálgicos como espaguetis "legendarios" con albóndigas. Diversas investigaciones muestran que las palabras que promueven el gusto y la textura o que apelan a las emociones de los comensales, pueden aumentar las ventas en un 23% e influir también en tu opinión sobre el sabor de la comida. Palabras como estas preparan a tus papilas gustativas para que esperen que el pollo sea jugoso, por lo que hasta cierto punto es probable que sea así.

Juega a escoger los adjetivos coloridos en el menú. Descubre quién puede encontrar más en tres minutos. Si tú ganas, los demás pagan tu cena. Esta es la regla del juego.

Mantente alejada de los refrigerios

El mayor daño muchas veces ocurre antes de que comience la comida: bandejas con aperitivos cargados de grasa. Además, estos platillos te quitan el apetito por los alimentos más sanos que faltan por llegar. Evita estas prácticas. Incluso los bocados de cortesía como los chips y la salsa en los restaurantes mexicanos o una cesta de panecillos con mantequilla en otro restaurante, pueden acumular grasas y calorías que no necesitas. Si no puedes controlarte, haz que el camarero retire estas tentaciones.

Haz una comida a base de aperitivos

Algunos aperitivos pueden ser excelentes opciones para un plato principal. El tamaño de las porciones de los aperitivos suele ser más apropiado que las porciones extremadamente grandes de los platos principales. Considera opciones saludables como pescados y mariscos al vapor (por ejemplo, cóctel de camarones), ensaladas que no estén cargadas con ingredientes ricos en grasas (por ejemplo, queso y tocino), vegetales a la parrilla y sopas a base de caldo. También puedes combinar el aperitivo con una ensalada; ésta ocupará el lugar de la comida para que te sientas más satisfecha sin añadir muchas calorías.

Ten en cuenta que algunos aperitivos, particularmente los alimentos fritos o cubiertos con quesos, aceites y salsas de crema, pueden estar sobrecargados de grasas y calorías. ¡Algunos aperitivos fritos pueden contener la dosis diaria de grasa para cuatro personas!

Ten cuidado con las ensaladas

Una ensalada puede ser el mejor amigo o el peor enemigo de tu comida, dependiendo de cómo la prepares. Agrega vegetales verdes, frijoles y otros vegetales, pero no los ahogues con aderezos altos en grasa ni con ingredientes como queso, huevos, tocino o crutones. Elige aderezos bajos en calorías (vinagretas, e incluso un buen chorro de limón fresco).

Recuerda también que puedes controlar las grasas y las calorías en tu ensalada si pides el aderezo por separado. Saca una pequeña cantidad de aderezo con la cuchara, y si se trata de aderezos más espesos, simplemente saca un poco con el tenedor. Sumerge los dientes del tenedor en el aderezo y unta en los vegetales de tu ensalada. De esta forma, obtendrás el sabor del aderezo con cada bocado de ensalada.

Si quieres ser realmente "juiciosa", lleva un aderezo para ensaladas en aerosol. Pide tu ensalada sin aderezo. Saca el tuyo y rocía en la ensalada. Ten en cuenta, sin embargo, que esto puede asustar a otros clientes, quienes probablemente pensarán que estás desinfectando tu ensalada.

Y ten cuidado con las ensaladas de papa, de macarrones, de col e incluso de pollo o atún, pues generalmente contienen una gran cantidad de mayonesa, azúcar y calorías.

Consume platos acompañantes con mucha moderación

Dependiendo del ciclo en el cual estés, reemplaza los platos ricos en calorías con opciones bajas en grasas como vegetales al vapor, arroz integral o fruta fresca. Olvídate de las papas fritas y pide papas asadas, hervidas o al horno, pero no toques la mantequilla, los quesos ni las cremas. Acompaña más bien con salsa o pimienta y cebollino.

Elige métodos de preparación con poca grasa

La forma en que está preparado tu plato influye en el contenido de grasas y calorías. Elige carnes y aperitivos a la plancha, asadas o al horno. Los alimentos preparados en la sartén y los fritos te dan grasas adicionales que no necesitas. Los mariscos, las aves sin piel, la carne magra y los vegetales asados, al horno, al vapor o hervidos, te dan todo el sabor sin toda la grasa.

Por ejemplo, el pollo a la plancha es más bajo en grasas y calorías que el pollo frito. (Si te sirven el pollo con la piel, puedes retirarla y evitarás consumir una gran cantidad de grasa y calorías).

No es fácil deshacerse de toda la grasa en las comidas de los restaurantes, pero atrévete a intentarlo. Pregúntale al camarero si puede reducir o suprimir la mantequilla o el aceite utilizados para preparar tu plato principal. Incluso un alimento preparado a la parrilla puede tener un exceso de grasas agregadas. Por ejemplo, algunas carnes a la parrilla contienen aceite agregado.

Disfruta del alcohol con moderación

Las bebidas también pueden destruir una dieta. El agua helada es gratuita, pero las sofisticadas bebidas mezcladas contienen un montón de calorías vacías, y el alcohol puede opacar tu razonamiento. Puesto que el alcohol puede aportar cantidades importantes de calorías, vale la pena limitar su consumo a 150 calorías. Las siguientes porciones de alcohol contienen 150 calorías o menos:

5 oz de vino

1.5 oz de licor

12 oz de cerveza light

A muchas personas les parece útil pedir vino por copa en lugar de la botella para tener un mayor control de su consumo de alcohol. Puedes decidir de antemano en qué momento de la comida sería más satisfactoria tu bebida.

Por ejemplo, es posible que quieras reservar la copa de vino para el plato principal y tomar agua mientras esperas la comida. Reservar el alcohol para el final también ayuda a disminuir el efecto del alcohol sobre tus inhibiciones. Si bebes alcohol con el estómago vacío, puedes relajarte hasta el punto en que pierdas de vista tu plan de acción. Establecer un límite personal y planificar cuándo disfrutar de tus bebidas te ayudará a permanecer fiel a tus metas.

Practica el control de porciones

Los restaurantes sirven montañas de alimentos: casi de dos a tres veces la cantidad que necesitamos en una comida. Esto no es un gran secreto. Eso sí, no intentes terminar esas mega porciones. Considera la posibilidad de compartir una comida o llevar una bolsa y comer lo que sobra en otra ocasión. Come hasta que estés satisfecha, pero no llena, y reposa en casa. Mientras comas, utiliza mi medidor hambre/saciedad; escucha tus señales internas de hambre y detente cuando hayas comido suficiente. Comer despacio te ayudará a reconocer estas señales.

Lleva un registro de la cantidad que comes, y come solo lo que planeaste comer. Probablemente no llevarás una balanza al restaurante para medir las porciones, pero puedes hacerlo con los ojos.

Por ejemplo:

- Una porción de carne cocida, pollo o pescado tiene el tamaño de la palma de tu mano o de una baraja de cartas.

- Una porción de ensalada verde tiene el tamaño de una mano abierta en forma de copa.

- Una porción de fruta o verdura tiene el tamaño de tu puño o casi el tamaño de una pelota de tenis.

- Una porción de papas al horno tiene el tamaño de una pelota de béisbol.

- Una onza de queso tiene el tamaño del dedo mediano y el índice juntos, o de cuatro dados.

- Una porción de aderezo para ensalada tiene el tamaño del dedo pulgar.

- Una hamburguesa de 3 onzas tiene el tamaño de una tapa de frasco de mayonesa de un cuarto de galón.

Practica la regla de los tres bocados

Intenta satisfacer tu afición a los dulces y golosinas con fruta fresca; así de simple. Dile al camarero que no traiga el carrito con los postres. Ni siquiera pidas uno, a menos que estés en el Ciclo 4: Llegar y estés disfrutando de los "Fines de semana libres".

Dicho esto, también puedes practicar mi "regla de los tres bocados" con los postres, si quieres ser más estricta con las calorías.

A propósito, hay muchas variaciones a la "regla de los tres bocados". Las mamás las practican todo el tiempo. "Johnny, debes comer al menos tres bocados de todo lo que hay en el plato si quieres pararte de la mesa". Por lo general, esto no funciona. Las madres pasan muchas horas largas de dolor y lágrimas en un enfrentamiento mientras que los niños descubren por lo menos 152 formas de decir "no me gusta".

Mi variante de la regla de tres bocados es diferente. Si realmente quieres cheesecake de chocolate, anda y pídelo, pero límitate a probarlo. Come tres bocados y déjalo a un lado durante unos minutos. Es menos probable que vuelvas a comerlo. Podrías descubrir incluso que esos pocos bocados de un postre delicioso pueden ser muy satisfactorios, y que era todo lo que realmente querías. Es imposible echar a perder la dieta comiendo tres bocados de lo que sea. Después de esos tres bocados, puedes pedirle al camarero que lo retire, a menos que tus compañeros de cena quieran dar cuenta de él.

Por cierto, los camareros utilizan todo el tiempo la regla de los tres bocados. Después de servir los alimentos, esperan hasta que hayas comido tres bocados. Luego vuelven y preguntan si todo está bien.

Si eres juiciosa con tu dieta, le pedirás al camarero que se lleve el resto del postre. Ten cuidado aquí porque esto puede herir sus sentimientos; tienes que suavizar el golpe y explicarle que tú también estás practicando la regla de los tres bocados.

Elige sabiamente en cualquier comida

¿Quieres más ideas sanas para comer fuera? Estas sugerencias generales pueden ayudarte a tomar buenas decisiones en casi cualquier restaurante.

Desayuno

Cereal con leche descremada y fruta

Harina de avena con pasas y fruta o leche descremada

Tostada de pan integral

Huevos, batido de huevo o claras de huevo (incluyendo tortillas)

Yogur bajo en grasa o light

Fruta fresca

Aperitivos

Gazpacho o jugo de vegetales

Caldo, caldo en cubo o consomé

Sopa de vegetales sin crema

Cóctel de camarón

Almejas o mejillones al vapor

Ensalada verde (sin carne o queso) con aderezo a un lado

Vegetales

Al vapor, guisados, hervidos o a la parrilla sin mantequilla ni salsas

Almidones

Papas hervidas o al horno

Pasta o arroz al vapor (es preferible que pidas pasta de trigo integral o arroz integral)

Platos fuertes

Carnes magras: a la plancha, asada o servida *"au jus"* (retirando el exceso de grasa)

Pescado o pollo sin piel: a la plancha, al vapor, al horno, asado o cocido en vino, en jugo de limón o de lima (sin grasa agregada)

Atún "Ahí"

Bebidas

Agua, agua mineral, agua con gas, té o café (sin azúcar)

Bloody Mary virgen

Copa de vino tinto seco o blanco

Opciones de comida rápida

Sándwiches de pollo a la parrilla, sin el pan

Ensaladas como aperitivo

Refrigerios en el cine

Caja de palomitas de maíz para niños

Botella de agua

Pepinillos (sí, se encuentran en muchos cines. Pero ten cuidado cuando los muerdas, ya que puedes echarle el jugo del pepinillo en la cabeza al hombre que está delante de ti y crear una conmoción).

Aquí están otras maneras de elegir sabiamente en casi cualquier restaurante.

Mejores opciones en restaurantes étnicos	
Asiáticos	• Arroz al vapor
	• Vegetales chinos al vapor
	• Stir-fry de vegetales con camarones o pollo
	• Teriyaki de res o de pollo
	• Tofu al vapor o al horno (asegúrate de que no esté frito) y vegetales

continúa en la próxima página

Asiáticos (cont.)	• Sopa agridulce
	• Sopa de miso
	• Platos fuertes con pollo o pescado y vegetales
	• Pollo y vegetales al vapor con media taza de arroz integral
	• Mariscos, pollo, vegetales o tofu hervidos, cocidos al vapor o ligeramente salteados
	• Sushi
	• Sashimi
	• Edamame
Delicatessen	• Medio sándwich de pavo asado a la mostaza con pan de centeno
	• Lox con tomate y cebolla
	• Embutidos bajos en grasas, como pavo o jamón bajo en grasas
	• Ensalada con aderezo a un lado
	• Pan integral, de centeno o pumpernickel
Francés	• Platos principales con pescado escalfado
	• Carnes magras al horno o a la plancha
	• Bouillabaisse
	• Ensalada niçoise
	• Sopas a base de caldo
	• Vegetales naturales
Griego/del Medio Oriente	• Dips preparados con yogur
	• Brochetas de carne y vegetales
	• Platos principales con carne a la parrilla
	• Pimientos rellenos con carne y arroz
	• Rollos de col
	• Tabule
	• Sopas y platos de vegetales

India	<ul><li>Cualquier plato con frijoles, arroz, cereales y vegetales</li><li>Pollo tandoori</li><li>Vegetales al curry</li><li>Camarones bhuna</li><li>Pescado vindaloo</li><li>Sopa de lentejas</li><li>Ensalada o vegetales con salsa de yogur</li></ul>
Italiano	<ul><li>Minestrone</li><li>Antipasto de vegetales</li><li>Mejillones con salsa marinara</li><li>Pollo Marsala</li><li>Almejas con salsa marinara</li><li>Calabaza espagueti con salsa marinara (algunos restaurantes italianos tienen esta variedad de calabaza en sus menús; es un sustituto delicioso y bajo en calorías para la pasta)</li><li>Pollo Cacciatore</li><li>Ternera piccata</li><li>Aperitivos con pollo o pescado a la plancha</li></ul>
Mexicano	<ul><li>Platos a la plancha como pollo o pescado</li><li>Salsa</li><li>Pico de gallo</li><li>Sopa de tortilla</li><li>Frijoles negros o rojos</li><li>Sopa de frijoles negros</li><li>Arroz mexicano</li><li>Chili con frijoles</li><li>Ensalada con el aderezo a un lado</li></ul>

Permanece fiel a tus hábitos saludables, pero deja espacio para ser flexible cuando salgas a comer: comer es una parte integral y divertida de la vida, que puede ser impredecible. Un cambio inesperado en tu plan de alimentación diario no es el fin del mundo. De hecho, puedes disfrutar aun más cuando comas por fuera si recuerdas que lo que cuenta es tu dieta en general, y no las comidas individuales. Siempre irás a restaurantes. Con suerte, la mayoría del tiempo comerás un poco diferente.

Resumen

- Prepárate antes de ir a comer a un restaurante. Echa un vistazo al menú por Internet y decide lo que vas a pedir.

- Siéntate en un lugar tranquilo (la gente come más en los lugares más ruidosos) y sé la primera en ordenar para no dejarte influenciar por lo que pidan tus amigos o amigas.

- Sé firme con los camareros. Pregúntales cómo se preparan los alimentos y solicita que tu plato sea preparado con un bajo contenido de grasas y calorías.

- Haz una comida con los aperitivos, ya que las porciones suelen ser menores.

- Pide que te traigan el aderezo para la ensalada a un lado o lleva el tuyo propio.

- Disfruta del alcohol con moderación, ya que puede aumentar el apetito y reducir tus inhibiciones.

- Practica el control de porciones. No comas todo lo que hay en el plato, lleva algo a casa para el almuerzo o la cena del día siguiente.

- Prueba la regla de tres bocados, especialmente con los postres.

CHEQUEO: EXAMEN DEL DR. MIKE SOBRE RESTAURANTES
¿Qué sabes de la nutrición en los restaurantes populares?

Si estás tratando de reducir las calorías y las grasas en tu dieta, comer fuera puede ser un desafío. Haz mi prueba para comprobar tus conocimientos sobre restaurantes.

1. ¿Cuál sándwich de 6 pulgadas de Subway tiene la menor cantidad de calorías?

    A. Subway Club

    B. Ensalada de atún

    C. Roast Beef

    D. Carne y queso

2. ¿Cuál ingrediente del desayuno de McDonald's tiene más calorías?

    A. Bagel de carne, huevo y queso

    B. Hot Cakes con miel

    C. Egg McMuffin

    D. Burrito de salchicha

3. ¿Cuál ensalada de Subway tiene más calorías?

    A. Ensalada Bosque Negro de jamón sin grasa con aderezo italiano

    B. Pechuga de pavo con aderezo italiano para ensalada sin grasa

    C. Ensalada de Pollo Teriyaki con cebollas dulces y aderezo italiano sin grasa

    D. Ensalada Veggie Delite sin grasa con aderezo italiano

4. ¿Cuál de las siguientes opciones de TCBY tiene el menor número de calorías?

    A. ½ taza de yogur de vainilla congelado sin azúcar añadido

    B. ½ taza de sorbete de naranja

continúa en la próxima página

5. De los tipos de pizza que puedes pedir en Pizza Hut, ¿cual tiene la mayor cantidad de calorías (basado en un ⅛ de porción de una pizza mediana de 12 pulgadas)?

   A. Pan Pizza de queso

   B. Pizza delgada y crujiente de Queso Medio

   C. Pizza de Queso echado con la mano

   D. Veggie Lover's Pizza Pan

6. ¿Cuál es la cantidad de calorías promedio de un batido Stay Healthy de 20 onzas en Smoothie King?

   A. 362 calorías

   B. 248 calorías

   C. 422 calorías

   D. 195 calorías

7. ¿Cuál muffin de Dunkin Donuts tiene más calorías?

   A. Muffin de maíz

   B. Muffin de pastel de café

   C. Blueberry Muffin

   D. Muffin de salvado con miel y pasas

8. ¿Cuál es el plato más bajo en calorías que puedes pedir en Boston Market?

   A. Pescado blanco al horno

   B. Pecho de res

   C. Medio pollo asado

   D. Pastry Top Pot Pie de pavo

9. ¿Cuál es la cantidad de calorías promedio de un plato de mariscos en el restaurante de pescados y mariscos Captain D's?

   A. 223

   B. 758

   C. 589

   D. 350

10. ¿Cuál bebida de 16 onzas en Starbucks tiene más calorías?

    A. Chocolate caliente

    B. Latte saborizado

    C. Cappuccino

    D. Caffe Mocha

¿Cómo te fue? Las respuestas podrían sorprenderte:

1. La respuesta correcta es C (carne asada) porque tiene 310 calorías. El Subway Club tiene 320 calorías, el sándwich de carne y queso tiene 380 calorías y el sándwich de ensalada de atún, 530 calorías.

2. La respuesta correcta es A (Bagel con carne, huevos y queso) porque tiene 660 calorías. El Hot Cake tiene 530 calorías. El Egg McMuffin y el Burrito de salchicha tienen 300 calorías cada uno.

3. La respuesta correcta es C (ensalada con Pollo Teriyaki y cebollas dulces con aderezo italiano) porque tiene 235 calorías. La ensalada bosque negro de jamón y la ensalada de pechuga de pavo con aderezo italiano sin grasa tienen 145 calorías cada una. La ensalada Veggie Delite contiene 85 calorías.

4. La respuesta correcta es A (½ taza de yogur congelado de vainilla sin azúcar añadido) porque tiene 80 calorías. La taza de sorbete de naranja contiene 100 calorías.

5. La respuesta correcta es A (una tajada de Pan Pizza de queso) porque tiene 240 calorías. La tajada delgada de Pizza delgada y crujiente de Queso Medio tiene 190 calorías, la tajada de pizza de queso echado con la mano tiene 220 y la Pizza Veggie Lover's tiene 230 calorías.

6. La respuesta correcta es C (422 calorías). El batido con menos calorías es el Blueberry Heaven, con 325 calorías; el más alto entre estos es el Kiwi Island Treat, con 498 calorías.

7. La respuesta correcta es B (Coffee Cake Muffin) porque tiene 630 calorías. El muffin de maíz tiene 490 calorías. El muffin de arándanos y el muffin de salvado con miel y pasas tienen 480 calorías cada uno.

8. La respuesta correcta es B (carne de pecho, 4 onzas) porque tiene 230 calorías. El pescado blanco al horno tiene 470 calorías; medio pollo asado tiene 640 calorías y el pastry Top Pot Pie de pavo tiene 790 calorías.

continúa en la próxima página

9. La respuesta correcta es la A (223 calorías). Los platos de mariscos van desde las 28 calorías que tienen 4 Camarones Scampi a 770 calorías por media libra de almejas en este restaurante.

10. La respuesta correcta es A (chocolate caliente) porque tiene 300 calorías. El latte saborizado tiene 250 calorías, el cappuccino tiene 120 calorías, y el caffe mocha tiene 260 calorías.

Fuente: *Guías nutricionales en los restaurantes, a principios de 2011.*

LA RUTINA DE 17 MINUTOS: Quemar una súper hamburguesa

Las súper hamburguesas en los restaurantes de comida rápida pueden tener cerca de 600 calorías por porción.

Aquí verás cómo puedes quemar todo eso.

- Participa en una clase de aeróbicos de 90 minutos (cinco ciclos de 17 minutos).
- Trota cuatro ciclos de 17 minutos.
- Pedalea vigorosamente una bicicleta estacionaria por cuatro ciclos de 17 minutos.
- Palea nieve o haz zanjas por tres ciclos de 17 minutos.
- Camina moderadamente por ocho ciclos de 17 minutos (2½ horas aproximadamente).
- *¿No sería más fácil no comer la súper hamburguesa*

Fuente: *Los cálculos se basan en datos de investigación de* Medicina y Ciencia en Deportes y Ejercicio, *la revista oficial del Colegio Americano de Medicina Deportiva.*

10

Retos familiares

•••••••••••••••••••••••

Seguir la dieta de 17 días puede ser satisfactorio y elevar la moral, especialmente mientras pierdes libras. Pero, ¿alguna vez te has preguntado cómo podría afectar tu dieta a las personas que están sentadas en la mesa frente a ti? Ya sabes: tu adorable esposo saca del horno su pechuga de pollo con ejotes mientras extraña los viejos tiempos cuando la lasaña no había sido prohibida de la cocina.

Un estudio publicado hace unos años en la *Revista de Educación y Comportamiento Nutricional,* arrojó luz sobre la difícil situación que viven las parejas de quienes hacen dieta. Los investigadores entrevistaron a veintiún parejas —cónyuges en su mayoría, y a un padre e hija—, para entender cómo afectaba a su pareja la decisión de una persona de perder peso o de comer alimentos más saludables.

La buena noticia es que en su mayoría, los cónyuges se veían a sí mismos como influencias positivas en la batalla contra el peso entablada por su ser querido. Sin embargo, otros actuaban más como saboteadores, negándose a modificar sus hábitos de comida chatarra y, en algunos casos, ofreciendo poco más que comentarios sarcásticos. Algunos eran abiertamente escépticos y críticos de la capacidad de su pareja para tener éxito.

En pocas palabras: tus seres queridos —esposo, esposa, tus hijos, e incluso tu madre—, pueden tratar de convencerte para que abandones tu dieta, aunque hayas dejado muy en claro que seguirás en ella. Y lo peor es que no se dan cuenta que están haciendo esto.

Hay un par de razones por las que esto sucede. Una muy importante es la envidia. Una persona puede temer que la relación podría cambiar a medida que la cintura de su pareja se haga más pequeña, que ella adquiera más confianza y su vida social cambie. Esto podría asustar a su cónyuge, quien puede pensar que estás perdiendo peso y adquiriendo un cuerpo despampanante. Él puede temer que otros hombres te encuentren atractiva y que lo abandones.

Otra razón es el miedo al cambio. La gente no quiere cambiar el *status quo* en su relación de pareja. Las parejas suelen tener pactos tácitos que no han expresado nunca. Por ejemplo, "Si no me molestas por mi peso, no te molestaré por beber. Si no me molestas por mi peso, no te molestaré por fumar. Si no me molestas por mi peso, no te molestaré por el sexo". Entonces la esposa decide bajar de peso, y el marido dice: "Ay, Dios mío, tendré que dejar de fumar".

Las personas que sabotean hacen cosas como éstas: tu pareja puede sentarse a comer una bolsa de galletas justo frente a ti. O negarse a probar tus platos con poca grasa y exigir que le prepares hamburguesas con queso. O te ofrece varias copas de vino, quesos y galletas, echando a perder tu pérdida de peso una noche tras otra. O se nombran a sí mismos como el perro guardián de tus hábitos alimenticios y te dicen lo que debes comer. Esta actitud controladora podría ser contraproducente, pues tú podrías revelarte y comer más (especialmente si él no está comiendo tan saludable como tú). Esto es casi suficiente para romper tu compromiso con la dieta y el ejercicio, especialmente cuando los actos de alguien son percibidos como ataques personales.

Por supuesto, no solo los cónyuges o seres queridos pueden obstaculizar un régimen alimentario saludable. Tus compañeros de oficina o amigos pueden ser igualmente destructivos. A menudo, tus colegas o amigos que no han tenido éxito en sus propios esfuerzos para perder peso o tus compañeros de oficina que están compitiendo profesionalmente, no serán solidarios. Aun así, los mayores desafíos tienen lugar bajo tu propio techo —de parte de tu familia— así que quiero que realmente te concentres en eso. Es importante buscar maneras de conseguir un socio a bordo, ya que dicho apoyo puede jugar un papel importante en tu éxito o fracaso.

Ser la única persona que hace dieta en tu familia supone una situación difícil. Tú decides: no más papas fritas ni helado de chocolate en casa. Evita las tentaciones porque estás decidida a cambiar tus hábitos y a bajar de peso. Pero después de hablar con pacientes que quieren perder peso, puedo decir que esto suele ser apenas la mitad de la batalla.

Para quienes tratan de bajar de peso o comer más sano, la otra mitad —la

Comentarios saboteadores y cómo responder

No te dejes sorprender por los comentarios de alguien. Aquí están algunas sugerencias para responderle:

Saboteador: Estás yendo muy lejos. ¿Seguro que no estás perdiendo demasiado peso con mucha rapidez?

Tú: Parece que hay algo en mi delgadez que te preocupa (o te asusta o te molesta). Pero para mí, mi pérdida de peso es algo bueno y saludable.

Saboteador: ¿Estás segura de que puedes comer eso?

Tú: Mi dieta es variada y saludable. Puedo comer porciones más pequeñas de alimentos. O (si persisten los comentarios): no quiero volver a hablar de mi dieta hasta que no podamos comunicarnos sobre mi plan de alimentación de una manera que sea agradable para mí.

Saboteador: ¿Ahora resulta que ya no te gustan mis brownies?

Tú: Me gustan mucho tus brownies. Pero ahora no tengo hambre; estoy llena. (O dile que te empaque algunos brownies para llevar a casa, y luego los arrojas a la basura).

Saboteador: Queda una dona, ¿la quieres?

Tú: Realmente me estoy forzando mucho. Me siento muy bien, y sería bueno contar con tu apoyo. ¿Hay algo que pueda hacer para que me ayudes con esto?

Saboteador: Es tu cumpleaños. ¡Un pedazo de la torta no te hará daño!

Tú: Sí, lo sé. Pero estoy muy llena… me la llevaré a casa y me la comeré después.

Saboteador: Es muy bueno que estés perdiendo peso. Espero que esta vez puedas mantenerlo.

Tú: Es probable que creas que tus comentarios sobre mi peso son un apoyo, pero me ayudarías si… (llena el espacio en blanco con algo como "no me recordarás mis dietas pasadas").

Saboteador: No es asunto mío, pero ¿las personas que corren no se lesionan mucho las rodillas?

Tú: He hablado con mi entrenador y me ha dicho que mis hábitos de ejercicio son saludables.

Saboteador: ¿Todavía estás a dieta? ¿Has perdido peso?

continúa en la próxima página

> **Tú:** Agradezco tus preguntas, pero me haces sentir presionada y frustrada si no te puedo dar números mejores cada vez que me preguntas.
>
> **Saboteador:** ¿Sabes? No pareces ser la misma después de perder peso.
>
> **Tú:** Realmente me siento confundida por ese comentario; quiero que apoyes mis logros.

más difícil— puede ser resistirte a los intentos de tus seres queridos para frustrar tu nueva decisión. Aquí están algunas ideas que tengo sobre este tema.

Limita tu exposición a lo que comen los hombres

¿Estás recién casada? Algunas recién casadas se sorprenden al encontrar que sus maridos no solo utilizan burbujas de jabón Bart Simpson sino que también les encanta la comida chatarra, y en grandes cantidades: helados, papas fritas. Esos alimentos que probablemente ya habías olvidado que existían, pues cuando estabas soltera subsistías con cuatro grupos de alimentos básicos: vigilantes de peso, cocina magra, opciones saludables y alimentos adelgazantes.

La exposición a la comida chatarra que comen los hombres puede derribar tus defensas, incluso si estás tratando de perder 10 libras en la dieta de 17 días. Y como soy un hombre, te puedo decir que muchos hombres comen de un modo diferente que las mujeres. El hombre promedio consume alimentos pesados y que engordan. Sin embargo, es posible perder peso viviendo al lado de un hombre.

Creo que debes establecer unas reglas firmes, como el hecho de que ciertos alimentos están prohibidos, y punto. Asígnale a tu marido un estante especial (preferiblemente uno que no puedas alcanzar) para que guarde la comida chatarra. O pídele que la esconda. "Fuera de la vista y fuera de la mente" es una de las mejores maneras de lidiar con este problema. Bueno, de vez en cuando, es probable que encuentres algunas galletas Oreo en lugares extraños, como debajo de los cojines del sofá.

Come menos que él

Los hombres comen más que las mujeres. Es un hecho real: comemos como jugadores de fútbol. Incluso el gobierno ha estudiado esto. Según encuestas oficiales, el hombre americano promedio de veinte a cincuenta y nueve años consume 2.758 calorías al día mientras que la mujer americana promedio de veinte a cincuenta y nueve años consume 1.834 calorías al día: casi un tercio menos. Si tratas de comer como un hombre, seguirás ganando peso. Deja de compararte con él (es probable que no sepas lo que haces). Come siempre menos que tu marido, especialmente cuando lo hagan por fuera. Cuando vayan a un restaurante, empaca inmediatamente la mitad de tu plato en una bolsa para llevar.

Haz ejercicio mientras ves televisión

No solo comemos como jugadores de fútbol sino que nos gusta ver deportes en la televisión. Siempre que tengas una oportunidad, coloca un equipo o implemento para hacer ejercicio frente al televisor y haz media hora en máquina de "step" o en la bicicleta estacionaria mientras tu pareja ve deportes. Esta estrategia te ayudará a adelgazar y a mantenerte en forma.

Hazte cargo de la cocina

Si tu marido no cree en los alimentos bajos en grasa y en calorías, no te preocupes. Puedes preparar alimentos sanos, y él nunca notará la diferencia (a menos que sus pantalones comiencen a quedarle misteriosamente anchos y sueltos). Por ejemplo, en lugar de utilizar toda la carne molida, utiliza media porción de carne de pavo molida, y media de carne de res para acompañar los espaguetis. Prepara pasta con vegetales frescos. Prepara chili vegetariano con toneladas de vegetales y legumbres, simplemente no le digas que es un plato vegetariano. Utiliza aceite en aerosol para saltear alimentos; es una gran manera de reducir grasas y calorías. Si se preparan correctamente, reemplazando por los alimentos adecuados, las comidas bajas en grasa tienen tan buen sabor —y, a veces mejor— que aquellas que engordan.

Conviértete en su compañera de acondicionamiento

Con toda seriedad, la mejor estrategia es estar saludable y en forma juntos. Como cualquier experto te dirá, te será mucho más fácil comer alimentos sanos que no engordan si los que están a tu alrededor también hacen esto. Puedes aprovechar el éxito de los demás para así felicitarse continuamente entre sí. Disfruta de nuevo de conversar durante las comidas, en lugar de limitarse a devorarlas. Ejercítense juntos. Invita a tu cónyuge o pareja a hacer ejercicio, a seguir esta dieta o a comer alimentos saludables. Dilo con amor: "Quiero pasar más tiempo contigo porque me encanta que estemos juntos. Hagamos un programa de ejercicios, como por ejemplo, entrenar o hacer yoga en pareja o montemos en bicicleta después del trabajo. ¿No sería una gran oportunidad para estar juntos con mayor frecuencia?".

La decisión de ponerse en forma juntos es una buena oportunidad para que te replantees tu definición del amor y del afecto. A veces los cónyuges que preparan la mayoría de las comidas sienten que están expresando su afecto sirviendo una gran cantidad de alimentos poco saludables en tu plato. Resistirse a ello podría interpretarse como un rechazo. Tienes que renegociar ese aspecto. Explica que la cocina saludable logra el mismo fin: cocina saludable = amor.

Tu cónyuge "reformado" verá que preparar comidas sin grasa es un mayor regalo que llenarte de basura, especialmente cuando vea todo el peso que estás perdiendo y lo maravillosa que te ves. Creo que alguien debería añadir una línea a los votos matrimoniales: "Para los más ricos, para los más pobres... para los más flacos y los más rechonchos...".

Si compartes la experiencia de la salud y del acondicionamiento con tu compañero, podrán ayudarse mutuamente para mantenerse siempre motivados. Los compañeros se animan mutuamente a pasar de comportamientos poco saludables a otros que sean saludables. Un estudio encontró que las mujeres que hacen ejercicio con sus maridos son más proclives a continuar con programas de acondicionamiento físico que las mujeres casadas que se ejercitan solas. Otro estudio encontró que los hombres tienen el triple de probabilidades de permanecer en una dieta saludable si sus esposas los animan a hacerlo.

Compartir la experiencia del acondicionamiento es otro tema de conversación. Y una mejor comunicación, especialmente en las relaciones románticas, es siempre una fuente de un mayor acercamiento.

Busca el apoyo de otros

Si has intentado por todos los medios pero no has podido reclutar a tu esposo o compañero, busca ayuda en otros lugares, como por ejemplo, con una amiga, compañera de trabajo, un familiar o contrata a un entrenador personal. Ellos te pueden dar ánimos e inspiración. Si no consigues a nadie, únete a un grupo, como por ejemplo, a un club de caminantes o de yoga. Estas actividades son divertidas y podrás conocer a otras personas que compartan tu afición por el ejercicio.

Tener un apoyo positivo te ayudará a lograr los objetivos de tu dieta y acondicionamiento. Un trabajo de equipo funciona de manera más armonizada. Si dos personas o más trabajan juntas, habrá más energía y motivación para alcanzar tus metas.

No importa cuán difícil sea tu situación; permanece concentrada y recuerda tus motivos para querer estar más sana y delgada. Imagina si alguien te dijera que podrías vivir más tiempo y sentir menos dolor en tu vida. ¿Te gustaría escuchar lo que ellos tendrían que decirte? Hacer ejercicio y comer saludable es lo más cercano a la fuente de la eterna juventud que tenemos hoy en día.

Resumen

- Seguir una dieta afecta a las personas que te rodean. Hacer que se unan a ti es importante para tu éxito.

- Prepárate para responderles a los saboteadores.

- Negocia con tu cónyuge y otros miembros de familia la presencia de comida chatarra en tu casa.

- Toma las riendas de la cocina y aprende a preparar comidas saludables: le encantarán a toda tu familia.

- Invita a tu cónyuge o pareja a que te apoye en tu esfuerzo para estar más en forma.

- Crea un grupo de apoyo con otras personas que compartan tu interés para estar en forma.

DOCTOR, ¿PODRÍA DECIRME MÁS, POR FAVOR?

Vivo sola y a veces es difícil seguir una dieta.
¿Qué sugerencias podrías darme?

Los hogares unipersonales han pasado del 7% en los años sesenta al 27% en la actualidad. Muchas personas que comen solas tienen deficiencias de calcio, hierro y otras vitaminas y minerales importantes porque se saltan las comidas, comen refrigerios durante la cena o abren el refrigerador y preparan lo primero que caiga. Diversas investigaciones muestran que las personas que viven solas son más propensas a tener deficiencias de vitaminas y minerales. Comer sola puede ser una actividad placentera y saludable si planeas tu vida en torno a esta actividad. Algunas sugerencias:

- Ten en tu cocina una variedad de alimentos básicos duraderos, tales como arroz integral, avena y otros cereales enteros.

- Mantén a mano brócoli picado con anterioridad, lechuga en bolsas y yogur para que no utilices el tiempo como una excusa para no cocinar.

- Haz comidas de un solo plato con todos los ingredientes: cereales, carne y vegetales en guisos y sopas. Prepáralos con anticipación y congélalos para que no tengas que cocinar con tanta frecuencia. También puedes preparar una porción grande y dividirla en bolsas individuales.

- Disfruta de las barras de ensalada de los supermercados. Son una bendición para las personas solteras que no consumen tantas frutas y vegetales y se les echa a perder. Evita las ensaladas con mayonesa y los aderezos altos en grasa, pero consume una gran cantidad de vegetales y frutas frescas. Si estás en casa, puedes agregar un poco de carne o queso bajo en grasas, atún o frijoles y tu aderezo favorito bajo en grasas.

- Nunca subestimes la utilidad de tu refrigerador y de tu horno microondas. Las bolsas de vegetales congelados pueden ser una gran alternativa cuando los productos frescos no están disponibles. El arroz y las sobras de pasta son opciones muy acertadas para congelar y consumir posteriormente. Utiliza el microondas para descongelar, calentar o preparar con rapidez prácticamente cualquier comida. Las recetas de horno microondas también se pueden preparar con menos grasa mediante la adición de caldo en cubo, vino o caldo.

- Las cenas deben ser agradables, y una atmósfera adecuada contribuirá a una comida más agradable. Adorna la mesa con un mantel, con una vajilla atractiva y un adorno de centro. Prepara una cena deliciosa con ingredientes frescos y disfrutala con un poco de vino, jazz y un par de velas. Siéntate a la mesa y no te limites simplemente a comer junto al fregadero.

- Si eres soltera, intenta reunirte con amigos a ciertas horas. Organiza una cena los jueves por la noche con tus compañeras del club y haz que roten las casas o ve a un nuevo restaurante una vez al mes.

- Inicia un club de cocina o separa una fecha para organizar una cena con tus amigas una vez a la semana o al mes donde cada una aporte un plato.

- Reúnete con una amiga que le guste cocinar y prepara comida para toda una semana que puedan dividir.

- Utiliza el servicio a domicilio de la dieta de 17 días y recibe comidas entregadas directamente a tu casa.

- No tengas miedo de salir a comer sola. Yo como solo la mayoría de las comidas y me encanta experimentar. Ignoro a los demás comensales, así que no importa que me miren. Simplemente saco mi iPad y comienzo a escribir o a navegar, lo cual llama la atención de los camareros, quienes creen que soy un crítico gastronómico.

11

Sobrevivir a los días festivos

Durante los días festivos la cremallera de tu vestido y los resortes de tu balanza comienzan a ponerse muy nerviosos.

Esto se debe a que para muchas personas que hacen dieta, aumentar varias libras puede ser una tradición de las vacaciones. Las estadísticas sobre el aumento de peso durante la temporada de vacaciones afirman que puedes aumentar cinco libras si no mantienes tus manos alejadas del pastel de calabaza y del budín de higos.

Empecé a pensar en esto: un aumento de peso de cinco libras es una gran cantidad de alimentos, si piensas que se necesitan 3.500 calorías para subir una libra. Esto significa que tendrías que atiborrarte de comida todos los días o comerte varios renos en un solo buffet. También tendrías que pasar toda la temporada navideña en el sofá.

Aun así, ¡es fácil ganar peso durante las vacaciones si piensas que la tradicional cena navideña con los aperitivos puede contener más de 3.000 calorías!

¿Qué tal si este año cambiamos esa tradición? Comprométete a no aumentar de peso durante la temporada festiva hasta que sea hora de decidir de nuevo perder todo ese peso (y mucho más).

Por cierto, con "días festivos" me refiero a todo lo que sucede desde el día de Acción de Gracias hasta la Pascua, y todos los demás, incluido el rey de todos los días para aumentar de peso: el Día de San Valentín. Sin embargo, los días festivos no incluyen comerte una Big Mac de 99 centavos el día lunes.

Bueno, teniendo en cuenta todas las fiestas que organizan en tu oficina, los cócteles, las cenas y celebraciones, ¿puedes comer, beber, estar feliz, permanecer en forma y seguir la dieta de 17 días?

Respuesta: Por supuesto, siempre y cuando sigas mis estrategias de vacaciones, que son fáciles de seguir. Si haces esto, nunca más tendrás necesidad de hacer propósitos de Año Nuevo. Comenzarás todos los años con una figura estupenda.

Haz una "predieta" antes de los días festivos

Para evitar ese aumento de libras durante los días festivos, ponte a la ofensiva con una "predieta". Funciona así: utiliza los Ciclos Acelerar o Activar para bajar unas cuantas libras de grasa antes de que la temporada festiva esté en pleno apogeo. Puedes hacer esto fácilmente con lo que ya has aprendido de la dieta de 17 días.

Se ha demostrado en ensayos clínicos que hacer una "predieta" compensa el peso ganado durante las vacaciones. Investigadores de la obesidad en Suecia estudiaron el efecto que tenía comer durante las vacaciones de Navidad en cuarenta y seis pacientes obesos en un programa de mantenimiento de peso. Las personas que siguieron una dieta y que perdieron más de 6,6 libras al hacer una predieta de seis meses antes de la Navidad, ganaron menos peso (de 0,4 libras a 4,8 libras) entre Navidad y el 6 de enero que las que no hicieron predieta. Por el contrario, los pacientes que subieron más de 6,6 libras durante los seis meses anteriores a la Navidad ganaron un promedio de 5 libras durante la temporada festiva. El mensaje es claro: hacer una predieta evita claramente subir de peso durante las vacaciones.

Sin embargo, no sigas ningún tipo de dieta drástica donde tengas que ayunar o consumir 700 calorías o menos al día. Esto puede resultar en pérdida de músculo, disminución de la fuerza y la potencia, menores niveles de energía, mal humor o irritabilidad y riesgos para el sistema inmunológico. Sigue los Ciclos Acelerar o Activar para obtener mejores resultados.

Planes de fiesta

Creo que la parte más difícil son todas esas fiestas y cenas.

Durante los días festivos, la comida está en todas partes. Las fiestas en la oficina, las latas llenas de galletas hechas en casa y los pasteles de frutas dejan poco margen para escapar. No solo hay más comida, sino que suelen ser más ricas en calorías, azúcar y grasas. Esto es lo que te aconsejo para que disfrutes sin tener que subir de peso:

- Continúa con el hábito saludable de desayunar durante la temporada festiva para controlar las ansias de alimentos posteriormente. (Lo siento: el ponche de huevo no es considerado un buen sustituto del huevo).

- Ten a mano refrigerios saludables. Cómelos en lugar de atiborrarte de otras comidas.

- Come una comida saludable antes de ir a una fiesta. (Y no intentes comer una cena poco saludable cuando vayas a la fiesta).

- Prepara y lleva a la fiesta tus propios alimentos saludables y de bajo contenido en grasas y calorías. De esta manera tendrás por lo menos una alternativa saludable.

- Elige dos o tres de los aperitivos más saludables que puedas encontrar (un poco de camarones, algunos vegetales o frutas, etc.) y sírvelos en un plato pequeño o en una servilleta, y retírate de la mesa. (Ten presente que esto significa dos o tres bocados de comida, no dos o tres servilletas o platos llenos de comida).

- Sé inteligente en la mesa del buffet. Llena tres cuartas partes de tu plato con vegetales y frutas, y el resto con proteínas. (El pastel de calabaza y las fresas cubiertas con chocolate no cuentan como frutas o vegetales. Apilar alimentos tanto como puedas no es un método aceptable para llenar el plato). No merodees por la mesa de alimentos como un buitre. Sírvete tú misma, y luego siéntate a comer en algún sitio.

- Evita las tentaciones. ¡Simplemente dile "no" a dulces y pasteles durante la temporada festiva! O recíbelos y regálaselos a alguien que no siga una dieta.

- Mantente alejada de lugares donde se sirvan o guarden aperitivos y golosinas, como la sala de descanso en el trabajo o la despensa en tu casa.

- Date permiso para disfrutar de un poco de todo lo que solo suele estar disponible durante la temporada festiva, pero hazlo con moderación. Darte un gusto de alimentos festivos en pequeñas cantidades (el pastel de frutas es la excepción) probablemente no te ayudará a perder 20 libras durante ésta época, pero podría evitar que sientas deseos de comer adornos del árbol de Navidad a medianoche.

- Cuenta las calorías. Acumula una cantidad de calorías que no hayas consumido en los días que sabes que irás a fiestas o durante ciertas celebraciones. Come un desayuno y un almuerzo liviano a fin de ahorrar calorías para más tarde. Si tienes cuidado, el gran "retiro" de las calorías durante una comida o evento grande no harán que el banco se declare en bancarrota.

- Compórtate extremadamente bien en los días en que no haya fiestas.

- Comprende el verdadero motivo de la temporada. La temporada navideña es una época para celebrar los buenos momentos con familiares y amigos. Intenta concentrarte más en la vida social y menos en comer.

Llénate de fibra

Hay una manera increíblemente fácil, y que no requiere fuerza de voluntad, para mantenerte delgada durante las vacaciones, algo que la mayoría de nosotros debe hacer todo el año pero que no hacemos: comer más fibra. Aumentar tu consumo de fibra ayudará a transformar tus esfuerzos para seguir la dieta durante las vacaciones en algo simple y automático. Podrás mantener tu peso bajo control sin tener que trabajar en ello ni volverte loca.

La fibra hace que te sientas llena, por lo que es menos probable que te atiborres de alimentos altos en calorías. Es más, las fibras que se encuentran en alimentos como los productos que contienen salvado, trigo integral y la avena natural, se adhieren a las grasas que comes y ayudan a eliminarlas del cuerpo. El efecto neto es una reducción en el número de calorías que se puede almacenar como grasa corporal.

Así que llénate de legumbres, frutas y vegetales.

Controla el consumo de alcohol

Durante los días de fiesta, el alcohol fluye como lava. Ten en cuenta que la cerveza, el vino y las bebidas alcohólicas fuertes tienen muchas calorías. De hecho, cada gramo de alcohol tiene 7 calorías, comparado con 4 calorías por gramo para otros carbohidratos. El alcohol también estimula tu apetito. Recuerda también que cuando hay alcohol en tu organismo, el hígado tiene que trabajar horas extras para procesarlo, por lo que no tiene tiempo suficiente para procesar las grasas. Un estudio realizado en la Universidad de Lausana

LA CIENCIA DICE: Cuenta lo que comes y perderás libras

Durante los días de fiesta, haz un seguimiento de lo que comes y de la cantidad de calorías que consumes diariamente, anotando la información en un diario de alimentos. Diversas investigaciones han encontrado que esta práctica, conocida como "automonitoreo", estimula la pérdida de peso, incluso durante las vacaciones.

En un estudio, treinta y ocho personas que estaban a dieta (treinta y dos mujeres y seis hombres) registraron por escrito sus alimentos y consumo de calorías durante el día de Acción de Gracias, Navidad o Hanukkah y Año Nuevo. Los investigadores clasificaron a las personas en grupos según la regularidad con que llevaran su registro de alimentos y su consumo de calorías. La pérdida de peso también se registró. Los que se monitorearon a sí mismos de una manera mejor y regular, perdieron un promedio de 10 libras más que las personas que tenían un bajo nivel de cumplimiento con el programa de monitoreo.

en Suiza encontró que agregar solo 3 oz de alcohol por día a la dieta hizo que casi un tercio menos de grasa fuera procesada.

Puedes evitar el consumo de alcohol y llevar una vida social si tomas bebidas tipo seltzer, club soda o agua mineral con gas en las rocas con un toque de cítricos. O puedes optar también por cerveza o vino sin alcohol. Pero no los consumas en exceso porque la mayoría de estos productos tienen un alto contenido de azúcar.

Dale tiempo al ejercicio

La temporada festiva no es una época para tomarte vacaciones de tu rutina de ejercicio. Continúa con ella: es una de las mejores maneras de luchar contra la acumulación de grasas en los días festivos. Así que independientemente de lo que se interponga entre el ejercicio y tú, procura no eliminarlo por completo. Si eres como la mayoría de las personas, tendrás que relajarte durante la temporada festiva, que suele ser estresante, y el ejercicio es un relajante por excelencia. Además, ayuda a quemar las calorías adicionales que has consumido en las fiestas y reuniones.

Si tienes el lujo de tomarte un tiempo libre durante la temporada festiva,

¿por qué no tomar unas clases de aeróbicos para quemar esas calorías de más? Haz un poco más de actividad aeróbica o ensaya otras modalidades. Pasa una tarde en una pista de hielo o de patinaje. Golpea la pelota en la cancha de raquetball. Si el tiempo lo permite, anda a esquiar, intenta practicar esquí de fondo o alquila zapatos para la nieve y vete a explorar.

Si no eres tan aventurera, intenta aumentar ligeramente la duración y/o frecuencia de tu rutina habitual de ejercicios aeróbicos. La duración es el tiempo durante el cual haces ejercicio. Es increíble la cantidad de calorías adicionales que puedes quemar forzando tu cuerpo un poco más.

Otra opción es aumentar la frecuencia del ejercicio: ejercitarte más horas por semana para quemar más calorías y grasa. Agrega un poco de sesiones adicionales por semana a tu rutina normal de ejercicios.

Aumenta la intensidad. Haz que el esfuerzo valga la pena. Para una quema de grasa eficaz, debes ejercitarte a un nivel lo suficientemente intenso para elevar tu ritmo cardíaco de 70 a 80% de tu frecuencia cardíaca máxima. (Puedes calcular tu frecuencia cardíaca deseada, restándole tu edad a 220 y multiplicando el resultado por 70 u 80%). Como bono adicional, se ha demostrado que hacer ejercicio con mayor intensidad suprime el hambre.

Así que no te tumbes en el sofá esta temporada festiva: ¡mueve tu cuerpo!

Controla el estrés de las festividades

Siempre he creído que el concepto de "estrés" asociado con la palabra "festividades" es una verdadera contradicción. ¿Los días festivos no deberían ser simplemente llenos de alegría y celebración?

¡Sí! Aun así, las temporadas festivas también son muy estresantes, algo que en gran parte nos imponemos a nosotros mismos. Lo que se supone que debe ser un momento de alegría y de buen ánimo comienza a parecerse a los preparativos frenéticos para una invasión militar.

Con las celebraciones de la temporada vienen también las tentaciones y los preparativos que pueden causar estrés y fatiga. No es de asombrarse que la gente gane peso durante esta época del año. Para ayudarte a evitar los deslices de esta temporada, es decir, de un aumento de peso y de estrés, te voy a dar mi opinión sobre cómo organizar tu vida para hacer lo que es importante de verdad. No dejes que las temporadas festivas te depriman. Con un poco de organización y planificación, podrás sortear la temporada conservando intactas tu salud y tu bienestar emocional, y tal vez con unas pocas libras menos.

- Maneja tu tiempo y prioridades. Planifica un poco para no ser presa de las exigencias de la temporada. Decide cuáles eventos y actividades son más importantes y anótalas en tu calendario, y planea también un poco de tiempo "personal". Las temporadas festivas son para estar con nuestros familiares y amigos, así que decide cuáles personas son las más importantes (por ejemplo, tus familiares, amigos cercanos y visitantes de fuera de la ciudad), y pasa más tiempo con ellos. Comprar regalos y enviar tarjetas para la temporada festiva pueden ser tareas abrumadoras. Hacer esto por partes no solo hace que sea una actividad más manejable, sino también más agradable. Intenta escribir un determinado número de tarjetas cada noche, en lugar de tratar de hacerlo en una sola. Compra tus regalos por Internet y evita la escalofriante peregrinación anual a centros comerciales, tiendas de juguetes, ventas de fábricas y tiendas de descuento.

- Duerme bien. El manejo del estrés y una buena salud exigen un sueño adecuado que debe estar en el primer lugar de la lista de tus prioridades. La mejor manera de garantizar un descanso adecuado es establecer una hora para dormir. Evita o reduce el consumo de cafeína, alcohol y tabaco, pues todas estas sustancias trastornan los patrones de sueño, dificultando el acto de dormir. Consumir alimentos en exceso poco antes de dormir también afecta negativamente el sueño.

- Establece metas razonables durante la temporada festiva. Si quieres eliminar las grasas de tu dieta, es probable que la temporada festiva no sea el mejor momento para hacerlo. Por todas partes hay demasiadas golosinas tentadoras. De hecho, puede ser poco realista pensar que vas a perder peso durante las fiestas. Mantener tu peso actual o subir apenas 2 o 3 libras en vez de 7 libras o más, es una meta más sensata.

- Evita sentirte culpable. Si te excedes en la comida después de toda tu planificación y compromiso, no te sientas culpable. La culpa solo debilita tu determinación para mantener hábitos saludables. Además, la culpa puede arruinar la celebración de tus fiestas, y esta es una época del año para estar feliz. Incluso si te desvías de tu programa, no dejes que eso lo arruine todo. Mira el panorama general, sin obsesionarte por cada pequeña desviación de tu plan. Simplemente haz algo saludable: ejercítate, come una comida nutritiva o realiza algunos ejercicios de relajación.

- Intenta estar de buen ánimo. Haz una donación a alguien necesitado, trabaja como voluntaria en un refugio o contribuye a una obra de caridad como "Juguetes por Armas". Saca unos minutos todos los días para agradecer simplemente por lo que tienes. Elimina la ira, la amargura y el resentimiento. Vuelve a ser una niña en tu forma de ver la temporada festiva: esto te ayudará a vivir con más alegría y entusiasmo.

- Y, por último, haz que todos los días sean sagrados. El presente es el mejor regalo de todos.

Si sigues solo algunos de mis consejos, no creo que vayas a soñar siquiera con una ciruela azucarada ni a sentir la tentación de darle un mordisco al budín de higos en Navidad.

Resumen

- Haz predieta antes de la temporada festiva. De esta manera llegarás a esta temporada con menos libras. Si llegaras a aumentar de peso durante ésta época, no le prestes mucha importancia.

- Come estratégicamente en las fiestas y reuniones navideñas para no excederte.

- Llénate de alimentos ricos en fibra para no comer en exceso.

- Lleva un registro escrito de lo que comes durante las fiestas.

- No abandones el ejercicio.

- Utiliza técnicas para reducir el estrés durante las vacaciones.

- Recuerda la verdadera razón detrás de cada temporada festiva.

EN 17: Las 17 comidas festivas más engordadoras y cómo reducirlas

Estos son 17 favoritos de la temporada festiva en todo el mundo. Ten en cuenta la cantidad de calorías que contienen y lo que puedes hacer para suavizar el golpe.

Alimento	Calorías por porción	Alimento más magro
1. Bola de queso de 8 onzas	729	Opta por queso bajo en calorías como aperitivo.
2. Ponche de huevo (9 onzas)	343	Prepara tu propia versión baja en grasas con sustituto de huevo, leche descremada y evaporada, extracto de ron y un poco de Truvia para endulzar.
3. Rollos para la cena	84 a 201	Sirve rollos de trigo integral. También puedes prescindir de éstos.
4. Salsa de arándanos (½ taza)	223	Sirve salsa de arándanos baja en azúcar y ahorra unas 150 calorías.
5. Camotes confitados (1 taza)	420	Prepara un puré de camotes con un poco de jugo de naranja y omite el azúcar y los malvaviscos.
6. Puré de papas y salsa, porción grande	240	Tritura 2 porciones de papa y 1 de puré de nabos, zanahorias o coliflor para reducir las calorías casi en un 75%. Utiliza un poco de leche descremada y evaporada y excluye la mantequilla. Omite la salsa o sírvela en pequeñas cantidades.
7. Panqueques de papa (latkes), 2 panqueques	400	Utiliza aceite de oliva virgen extra en lugar de otros más ricos en grasas como el aceite de maíz, y descarta las yemas de huevo.
8. Crema de maíz (1 taza)	184	Disfruta reemplazando por granos de maíz cocidos.

continúa en la próxima página

Alimento	Calorías por porción	Alimento más magro
9. Relleno tradicional, porción grande	640	Intenta rellenar con arroz salvaje y hornea por separado en una cazuela cubierta. Si el relleno se cocina dentro del pavo, absorberá el exceso de grasa de la carne.
10. Ganso al horno	519	Más bien come pavo al horno.
11. Corte de carne de res de primera	569 a 854 según el tamaño	Controla el tamaño de tus porciones
12. Cerdo asado con piña	466	Hornea el lomo de cerdo, retira la piel, drenando la grasa, y añade el caldo, las frutas, la naranja amarga o el jugo de naranja en lugar de aceite para mantenerlo húmedo. Sirve con piña enlatadas en su propio jugo.
13. Tamales, 3	459	En lugar de usar manteca de cerdo o manteca, prepara los tamales con un aceite más saludable, como el de oliva o canola. También puedes reducir las grasas y las calorías haciendo tamales vegetarianos con queso mexicano o Monterrey Jack y agregando un chile verde (como jalapeño o Anaheim) para más sabor.
14. Lasaña, carne de res, 1 pieza	377	Prepara lasaña de vegetales y disfruta de una sola proción en lugar de dos. O prepara lasaña estilo americano con carne de res magra y molida, queso mozzarella parcialmente descremado, ricotta bajo en grasa y omite la crema.

Alimento	Calorías por porción	Alimento más magro
15. Pastel de pecanas, 1 rebanada (⅛ de un pastel de 9 pulgadas de diámetro)	503	El pastel de calabaza es una mejor opción. Algunos tienen solo 150 calorías por tajada.
16. Tarta de manzana, 1 rodaja (⅛ de un pastel de 9 pulgadas de diámetro)	411	Sustitúyelo por pastel de calabaza.
17. Galletas de Navidad	200	Está bien si comes una, pero ¿quién puede comer una sola?

DOCTOR, ¿PODRÍA DECIRME MÁS, POR FAVOR?

Me encantan las fiestas, pero también me asustan porque cuando empiezo a comer dulces, no puedo parar. ¿Por qué?

Los alimentos dulces dan hambre. Mientras más dulces comas (no importa de qué tipo), más ansias sentirás de ellos. ¿Por qué? Cuando comes productos azucarados, tu azúcar en la sangre (glucosa) se dispara. La insulina hace entonces un gran esfuerzo para disminuir los niveles, y lo hace con rapidez. Sin embargo, el descenso de la glucosa en la sangre aumenta el apetito. Tal vez sea por eso que, después de comer dulces, quieras más y más. Los dulces también aumentan los niveles de serotonina, un químico del cerebro que te hace sentir bien.

Solo tienes que reducir su consumo o evitarlo por completo; entonces sentirás menos ansias, y pueden incluso desaparecer. No compres alimentos durante la temporada festiva. Lo primero que desaparecerá de tu refrigerador será lo que más engorda. Después de unos días, las galletas, el helado y el pastel de pacana serán historia. Lo único que quedará son los vegetales crudos. No comprar víveres puede obligarte a comer de manera saludable. Si aplazas tu compra de alimentos el tiempo suficiente, es probable que termines comiéndote incluso una remolacha cruda. Mi punto es este: "fuera de la vista, fuera de la mente". Si las golosinas de las temporadas festivas están llamando tu nombre, mantenlas fuera del alcance de tu oído, lo que significa: fuera de tu casa.

ATAJO PARA ADELGAZAR

Los dulces de tu ser amado quedan prohibidos. Los dulces pueden ser muy románticos, pero también pueden ser una mala opción. A casi todas las personas les gustan comer caramelos el Día de San Valentín, pero la mayoría de las personas no son conscientes de sus calorías. La mayoría de los pequeños trozos de chocolate —los que pesan cerca de una onza o menos— contienen alrededor de 150 calorías cada uno. No es extraño que una caja de caramelos contenga 10.000 calorías o más. Si te comes toda la caja, esas calorías excesivas pueden acumularse con mayor rapidez que las envolturas de los dulces. Y en cuanto al tiempo se refiere, el Día de San Valentín tampoco cae en la fecha más propicia. La mayoría de las personas todavía está tratando de deshacerse de las libras de más que han ganado en Navidad y Año Nuevo. Y antes de esto vinieron todos los dulces de Halloween. Pídele a tu ser amado que te regale flores, un perfume o un día en un spa.

12

La dieta de 17 días
en la carretera

· · · · · · · · · · · · · · · · · · · ·

Una vez tuve una paciente a quien llamaré Tina, quien de vez en cuando viajaba en avión. Medía casi 5' 9" y pesaba 155 libras; lo que no estaba muy mal para su estatura.

Ella aceptó un trabajo y comenzó a viajar mucho y le gustó. Pero cuando estaba fuera de casa, no hacía ejercicio ni comía como ella sabía que debía hacerlo, y el resultado fue que un año después había aumentado cinco libras. Pero esto no parecía ser gran cosa. Sin embargo, al año siguiente subió otras cinco libras y así sucesivamente. Tina aumentó un promedio de cinco libras al año durante cinco años.

Una mirada en el espejo le dijo —de manera aun más gráfica que su balanza— que ella tenía un problema de "exceso de equipaje".

Tina no estaba dispuesta a renunciar a su trabajo, pero estaba decidida a perder esas 25 libras. Ella tuvo éxito y mantuvo el peso perdido. No solo se sentía mejor, sino que el espejo también le decía que se veía mejor. Y de acuerdo con las últimas estadísticas médicas, Tina había aumentado también su esperanza de vida. ¡El único inconveniente fue que tuvo que comprar ropas nuevas!

Para Tina, perder ese peso requirió un compromiso a largo plazo y una gran determinación. Pero lo hizo, a pesar de que sigue volando 100.000 millas al año y le hace frente a todas las cosas que los viajes traen consigo.

Si eres una "guerrera de la carretera" como Tina, este capítulo es para ti. Tengo algunos consejos que estoy convencido te servirán mientras bajas de peso durante tus vuelos y todos tus viajes.

En el aeropuerto

Seamos honestos: la mayoría de los restaurantes en los aeropuertos no se caracterizan por la variedad o calidad de sus platos. Los aeropuertos están llenos de refrigerios con un alto contenido de grasas y de azúcar. Si tengo que comer algo, puedo pasar a un lado de los quioscos donde venden comida chatarra y buscar los lugares donde pueda comprar fruta, yogur bajo en grasas o una ensalada.

Examina cuidadosamente el menú en los restaurantes de los aeropuertos. Por lo general, podrás encontrar una sección de alimentos bajos en grasas o en calorías. Si no tienes otra opción que comer en el aeropuerto, busca la manera de aumentar el consumo de fibra con alimentos como frutas frescas (especialmente bayas), ensaladas, cereales integrales y sopas de vegetales.

¿Qué pasa si no puedes encontrar nada que sea "saludable?" A veces, simplemente paso hambre un rato más. Si tengo que pedir un alimento poco saludable, solo como una pequeña porción. (Una advertencia: esta táctica requiere una extraordinaria fuerza de voluntad).

Muévete. Evita la pasarela mecánica. A menos que vayas a perder un vuelo, camina rápidamente hacia tu puerta de salida con tus propios pies, sin ayuda mecánica.

Camina por la explanada. Si tienes tiempo entre vuelos de conexión, empieza caminando a un ritmo rápido que sea cómodo. Claro, sé que podrías sentirte cansada después de un largo vuelo y que no querrás caminar mucho por el aeropuerto arrastrando tu equipaje de mano en medio de una gran multitud de pasajeros. Pero confía en mí, caminar un poco te llenará de energía y evitará que esas libras adicionales se vayan acumulando debido a tus viajes sedentarios. Intenta caminar al menos de 10 a 20 minutos a un paso rápido.

En el avión

La comida de los aviones es considerada una mala experiencia gastronómica en términos casi universales. Todos hemos visto esos "ofnis" (objetos fritos no identificados) y hemos comido esas pechugas de pollo que le han dado varias veces la vuelta al mundo. Si viajas en un vuelo que tenga un servicio de comida (o tienes la suerte de viajar en una clase que ofrezca una comida de verdad), toma las mismas decisiones que en un restaurante. Elige platos saludables, bajos en calorías y en grasas, y come con moderación aquellos alimentos altos en carbohidratos, como los rollos y los postres, que no son muy saludables.

Consume también solo la mitad del aderezo para ensalada que te sirvan, y come el pan sin la mantequilla. Pregunta si te pueden traer un poco de fruta fresca como sustituto para el postre. Las pequeñas cosas van sumando con rapidez.

Trata de comer como lo harías en casa. Si no acostumbras despachar una comida de tres platos y un gigantesco helado con chocolate caliente en casa, no comas uno en el avión. Te garantizo que no será el mejor helado con chocolate caliente que hayas comido, ¿por qué descarrilarte entonces con algo mediocre?

No tomes bebidas que contengan demasiadas calorías. Cuando llegue el carro con las bebidas, pide agua, jugo de tomate o un refresco dietético sin calorías. Dile no al alcohol y a las bebidas con cafeína, ya que contribuyen a la deshidratación. Los refrigerios para la venta en los aviones no son los mejores, así que olvídate de ellos también. Te sugiero que lleves tus propios alimentos para picar: frutas frescas, vegetales troceados o una de mis galletas. Muévete de vez en cuando durante los vuelos largos. No me refiero a merodear por el pasillo y atravesarte en el camino de los asistentes de vuelo. Simplemente ponte de pie cada media hora aproximadamente y estira las piernas, los brazos y otros músculos. Con esto, no solo quemarás algunas calorías, sino que también podrás prevenir la trombosis venosa profunda (TVP), una complicación médica grave que ocurre durante los vuelos largos. Si tus piernas permanecen inmóviles durante largos períodos de tiempo, la sangre puede acumularse en las extremidades inferiores y formar un coágulo en las venas de los músculos. Si el coágulo llega al corazón, a los pulmones o al cerebro, puede ser fatal. Tendrás un mayor riesgo de sufrir una trombosis venosa profunda si eres anciana, obesa, tienes cáncer u otra enfermedad delicada o si has tenido una cirugía, estás embarazada, tomas píldoras anticonceptivas o estás en una terapia de reemplazo hormonal.

Hay otras medidas preventivas que puedes tomar si estás en riesgo. Caminar a paso rápido de veinte a treinta minutos alrededor del aeropuerto activará tu circulación durante varias horas. También debes mantenerte hidratada. El alcohol te deshidrata y reduce tu movilidad, aumentando el riesgo de coágulos de sangre. Actualmente, muchas aerolíneas ofrecen rutinas de ejercicio que puedes hacer en tu asiento.

Viajar en auto

No te olvides de tu refrigerador, y lleva tus propias comidas, incluyendo re-frigerios bajos en grasa. Elige embutidos libres de grasa en un 98%, así como frutas y vegetales frescos y agua. Disfruta del viaje parando en las áreas de descanso y no en cadenas de comida rápida. Si comes en estos lugares, elige con inteligencia. Evita las papas fritas y la mayonesa. Opta por las ensaladas.

Alimentación en el hotel

Llegar a tu hotel al final de la noche después de un largo día de viaje puede hacer que el servicio de habitación —o ir al restaurante— parezca bastante atractivo. No sucumbas a la tentación. Es probable que tengas hambre, pero sáltate la comida. Evita comer tarde en la noche. Consumir alimentos pesados poco antes de dormir es una de las peores cosas que puedes hacerle a tu cintura.

Si necesitas comer algo, muchos hoteles tienen una cesta de manzanas en la recepción. Toma una o dos cuando te registres, y cómelas antes de acostarte.

Cumplir con un régimen alimenticio saludable puede ser un reto cuando estás fuera de casa. Sin importar adonde vayas, gran parte de tus placeres pro-bablemente incluyan comer en diferentes lugares. Afortunadamente, existen varias formas de disfrutar de las comidas sin la ansiedad derivada de comer en exceso.

Busca los restaurantes en Internet para ver cuáles ofrecen opciones saluda-bles. Esta es una labor sencilla, pues muchos establecimientos se enorgullecen de sus especialidades, desde pescados y mariscos frescos hasta asados de estilo casero y platos étnicos. Si vas a una ciudad con grandes atractivos turísticos, busca guías de restaurantes según el tipo de cocina, así como los rangos de precios.

En un bloc de notas, haz una lista de tus principales elecciones en las siguientes categorías: mejores desayunos, mejores almuerzos y restaurantes saludables para la cena. Mantén tu bloc o libreta en tu bolso, maletín o guan-tera del auto para tener mayor flexibilidad y varias opciones en cada categoría. Al redactar tu lista, descarta todos los lugares que digan, "Todo lo que puedas comer".

Comienza tu día de una manera saludable

Si comienzas tu día tomando decisiones inteligentes, lo más probable es que mantendrás la misma mentalidad durante todo el día. Los cereales con bajo contenido en grasas, la leche descremada, las frutas, el yogur, los jugos, los bagels y los productos similares, son excelentes opciones. Si estás en un hotel que ofrece desayuno o buffet de cortesía, evita o limita el consumo de elementos grasosos o fritos. Come a horas regulares y a lo largo del día para mantener altos niveles de energía y cuenta las calorías que consumes. Por supuesto, es igualmente importante que te mantengas hidratada. Mantén siempre botellas de agua a mano para evitar la sed y mitigar el hambre.

Ejercitarse en la carretera

Reserva un hotel que tenga una sala de ejercicios abierta preferiblemente las veinticuatro horas del día. Esto se ha convertido en algo "obligatorio" para mí. Actualmente, la única manera de hospedarme en un hotel que no tenga

EN 17: 17 Refrigerios adecuados para llevar de viaje

1. Tazas de puré de manzana (de 4 oz, sin azúcar)
2. Tazas de pudín sin grasa
3. Tazas de frutas de 4 oz, en jugo de fruta
4. Manzana o pera
5. Mi *Lean Granola*
6. Mi *Galleta Dr. Mike Power*
7. Vegetales crudos picados: zanahorias, apio, chícharos, pimientos o pepinos en tiras
8. Zanahorias tipo baby
9. Una caja de cereal con alto contenido de fibra en porciones individuales
10. Queso en trenza
11. Un huevo pasado por agua
12. Una pequeña bolsa de palomitas de maíz sin grasa
13. Una bolsa pequeña de uvas
14. Un sándwich saludable de vegetales
15. Cecina de carne de res o de pavo
16. Naranja
17. Edamame

instalaciones para hacer ejercicio es si no tengo otra opción (por ejemplo, si tengo que permanecer en un hotel específico mientras hago una conexión para asistir a una convención o reunión médica).

Si el hotel no dispone de aparatos de ejercicios es probable que esté afiliado a un gimnasio donde puedas recibir un pase de un día por un precio módico. Toma una nueva clase con un nuevo instructor. Podrían sorprenderte las cosas divertidas y diferentes que puedes hacer en otra ciudad. Seguramente encontrarás clases de yoga, de ciclismo a puerta cerrada o de stepping.

Dedica un mínimo de treinta minutos al día (o en la noche) a ejercitarte en la banda caminadora o en la bicicleta estacionaria. Te sorprenderá lo bien que te sentirás al final de tu sesión de ejercicio. También te sentirás más lúcida y energética para tus reuniones de negocios.

Me gusta hacer ejercicio por la mañana. De esta forma, salgo de una vez de eso. Al final de un día de viaje, existen demasiadas variables que pueden interponerse en el camino. Por otra parte, si te ejercitas por la mañana, tendrás un mejor desempeño durante todo el día.

Sé creativa. La mayoría de las habitaciones de hotel tienen espacio suficiente para permitirte convertir tu habitación en un minigimnasio. Lleva cuerdas para saltar o DVD's con rutinas de ejercicio. Apila las guías telefónicas para hacer una rutina de step siguiendo tu video de ejercicios favoritos.

Lleva bandas elásticas para hacer ejercicio. Aprende ejercicios básicos pidiéndole ayuda a un instructor de grupo o a un entrenador personal antes de salir de tu ciudad. Practica antes para que puedas hacer los ejercicios con soltura durante el viaje. Cuando regreses a casa, las bandas serán muy útiles si vas a ejercitarte en casa o si no puedes asistir a un club de salud.

Pero no te olvides de hacer ejercicios de peso corporal como flexiones o flexión de piernas mientras sostienes un poco de tu equipaje para mayor resistencia adicional y hacer pesas por encima de la cabeza con las guías telefónicas. Haz abdominales, con equipaje o sin él descansando en tu pecho, y sentadillas; esto te ayudará a completar cualquier programa de acondicionamiento físico mientras estás de viaje. También puedes sintonizar programas de ejercicios en la televisión y practicarlos en la habitación de tu hotel.

Mezcla los negocios con el placer. Ve a bailar a un club local. Es una manera fácil de quemar calorías y de darle un vistazo a la escena local.

Y no olvides tu traje de baño. Si el hotel tiene piscina, nadar es una gran manera de sudar (sí, sudas mientras nadas) y eliminar también las tensiones del día.

Otro truco que me gusta utilizar es pedir una habitación en el segundo piso o más arriba en el hotel, porque así puedo utilizar las escaleras y hacer una buena sesión de ejercicio. Sincroniza el cronómetro de tu reloj en 17 minutos. Sube al piso siguiente, y luego camina por el corredor. Sube otro piso y camina por el pasillo. Sigue esta rutina durante ocho minutos y medio, y luego repítela mientras bajas y regresas a tu habitación. Simplemente asegúrate de volver a tu piso y a tu habitación. Ya he cometido ese error. Tratar de entrar a una habitación que no es la tuya no es precisamente la situación más agradable. Tampoco utilizo el ascensor, incluso si estoy llevando mi equipaje y mi cuarto está ubicado en el piso 12. Es increíble el gran beneficio cardiovascular que puedes recibir si utilizas las escaleras en vez del ascensor. A veces, podrás llegar más rápido a tu habitación si subes por las escaleras que si utilizas el ascensor.

Si las escaleras no son lo tuyo, ten en cuenta las actividades al aire libre. ¿Qué tal ver lugares de interés a pie, practicar senderismo o alquilar una bicicleta? Si haces esto, alquila también un casco. Pregunta en la tienda de bicicletas por las rutas más agradables y seguras y por las características del terreno (plano o montañoso). Caminar es una forma maravillosa de combinar la exploración de un nuevo lugar mientras te mantienes acondicionada. Es mi rutina favorita de ejercicios durante los viajes porque me permite disfrutar de las vistas, olores y sonidos de un lugar. Utiliza ropa adecuada y zapatos cómodos. Pídele sugerencias al conserje del hotel. Ir caminando a tu lugar de destino también puede disminuir tus gastos de taxi.

¡Uf! Creo que he quemado 1.000 calorías escribiendo todo esto.

Muchas personas me dicen que no pueden mantenerse en forma mientras viajan, pero yo no creo en eso: simplemente significa que no lo quieren hacer de verdad. Una buena planificación te ayudará a incluir el acondicionamiento físico en tus planes de viaje.

Resumen

- Toma decisiones saludables en los aeropuertos o en los aviones.
- Utiliza el aeropuerto como un "gimnasio" si tienes tiempo. Camina por la explanada para hacer ejercicio.
- Elige con cuidado cuando comas en hoteles y afuera.
- Comienza el día con un desayuno saludable y nutritivo y haz ejercicio.

- Reserva un hotel con gimnasio o convierte tu habitación de hotel en un gimnasio.

- Administra tus vacaciones siguiendo tu programa de ejercicios, planeando tus necesidades dietéticas especiales, concentrándote en aspectos no alimentarios de las vacaciones y tomando decisiones saludables.

Cómo manejar las vacaciones

"¿Te gustaría acompañar tu comida con sopa y ensalada?".

"¿Qué quieres de postre?".

"¿Dónde comemos hoy?".

"Vamos a asaltar el buffet de medianoche".

Recientemente fui bombardeado con estas preguntas mientras estaba de vacaciones. Me ofrecían comidas de doce platillos, bufetes al desayuno y al almuerzo donde podía comer todo lo que quisiera y una parrilla que estaba abierta las veinticuatro horas del día.

Pero después de disfrutar de algunas comidas deliciosas, comprendí que las vacaciones no equivalen a un desastre en la dieta. Las vacaciones significan disfrutar mientras mantienes tu peso. Sí, es cierto que presentan desafíos adicionales cuando intentas bajar de peso y seguir un programa de ejercicios. Un caso que escucho una y otra vez es: "Me encanta tomar un crucero, pero cada vez que lo hago, termino abandonando mi dieta durante el resto del año".

¿Qué debes hacer en casos como éste? Nunca te aconsejaría que dejes de viajar en un crucero, que tomes unas vacaciones con todo incluido, ni que viajes a otros destinos donde la comida siempre está presente. Pero yo podría proponerte que encuentres la manera de estar más activa durante tus vacaciones, que tomes decisiones más sanas en materia de alimentos o que sustituyas una de tus vacaciones por otras que sean más activas.

Las vacaciones no son incompatibles con seguir tu dieta. Siempre pueden adaptarse a tu estilo de vida, y no tienes que sentirte atormentada luego de comer cada vez que viajas para disfrutar de unas vacaciones. Siempre hay alternativas. Aquí están algunas sugerencias prácticas que te serán útiles en tus vacaciones, sin echar por la borda todo el esfuerzo que has dedicado para bajar de peso:

- Decide tu objetivo durante las vacaciones. ¿Deseas mantener tu peso actual o seguir perdiendo peso? Si quieres perder peso, tendrás que controlar tu consumo de calorías, y si quieres mantener tu peso, entonces puedes aumentar ligeramente el consumo de calorías.

- Si tienes necesidades dietéticas especiales, haz los planes respectivos. Algunas líneas de cruceros, por ejemplo, ofrecen comidas saludables para el corazón, bajas en grasas y en sodio y permiten también pedidos especiales.

- Concéntrate en los demás aspectos agradables de las vacaciones y no en la comida: el lugar en sí, las atracciones turísticas y las diferentes actividades.

- Elige alimentos saludables tanto como puedas, haciendo énfasis en las frutas, vegetales, cereales integrales y en las proteínas magras. Consume alimentos ricos en fibra y con alto contenido de agua, como vegetales y frutas crudos o al vapor, para controlar el hambre. Una elección sensata te ayudará a no comer en exceso.

- Pide los alimentos que no veas en el menú. Muchos resorts ofrecen este tipo de opciones dietéticas.

- Controla siempre el tamaño de las porciones.

- Únete a los programas de senderismo, aeróbics y de baile cuando estés en un crucero o resort, y utiliza los equipos disponibles para hacer ejercicio en el gimnasio. Participa en las actividades físicas que requieran un mayor esfuerzo cuando llegues a un puerto o explora el sitio por tus propios medios y utiliza las guías turísticas para diseñar tu propio recorrido a pie.

- Conocer sitios turísticos hace que muevas los músculos, pero elige un tour en el que puedas hacer ejercicio. Por ejemplo, programa el tiempo para que puedas correr o dar un paseo vigoroso mientras visitas tiendas y atracciones. Pregunta si hay piscina o gimnasio en los lugares donde te hospedas. Si te excedes en una comida, regresa de inmediato a tu programa, bien sea que esto signifique dar un paseo o comer una comida saludable. Felicítate por regresar a tu programa y sigue practicando tus hábitos saludables. Después de hacer esto un par de veces, desarrollarás una mentalidad positiva y empezarás a creer que puedes lograr todo lo que te propongas.

13

El trabajo por turnos en la dieta de 17 días

· ·

stoy seguro que has oído la canción "9 to 5". La letra es pegajosa, pero no describe la experiencia de la vida real de unos 15 millones de estadounidenses. Este es el número de trabajadores por turnos —en la tarde, en las noches o que tienen horarios rotatorios o irregulares— calculado por la división de estadísticas del Departamento de Trabajo de EE. UU. Tú puedes ser uno de ellos. Las profesiones más afectadas son: las fuerzas militares, la industria alimenticia, de transporte y manufactura, la policía, los bomberos, el personal de seguridad y los proveedores de atención de la salud.

A diferencia de los animales nocturnos como búhos y ratones, la mayoría de los seres humanos tienen algunos problemas para adaptarse a este estilo de vida extraño de trabajar por la noche y dormir en el día. Esto se debe a que el trabajo por turnos, incluyendo el nocturno, altera el "ritmo circadiano" del organismo, el reloj interno que regula actividades como el comer, el dormir, la temperatura corporal y otros procesos biológicos regulares, todos ellos programados y regulados con la salida y la puesta del sol.

Resulta que alterar este reloj puede tener serias consecuencias para tu peso. Los trabajadores por turnos tienen mayor tendencia al sobrepeso, un hecho justificado por diversas investigaciones. Esto obedece a cuatro razones principales.

En primer lugar, se cree que los hábitos regulares de alimentación y de ejercicio son difíciles de mantener en los trabajos por turnos. Puedes aburrirte fácilmente, y entonces tiendes a comer comida chatarra.

Según un estudio realizado por el centro de investigación para la obesidad de Nueva York y publicado en *Nutrición* en el año 2000, los trabajadores que tienen turnos de noche aumentaron un promedio de 9,5 libras durante sus turnos mientras que sus homólogos que trabajaban de día solo aumentaron 2 libras.

En segundo lugar, se presenta también un problema hormonal. Cuando duermes y comes en horarios irregulares, tu metabolismo se descontrola. Por la noche, el proceso de producción de insulina entra en hibernación durante el sueño. No estás comiendo, así que tu cuerpo no requiere insulina para procesar la glucosa de los alimentos.

Pero si comes en tu turno de noche, la insulina no estará muy activa, y tu cuerpo acumulará los nutrientes como grasas.

En tercer lugar, se presentan varios problemas digestivos. Los trabajadores por turnos tienen de dos a tres veces más problemas digestivos que sus compañeros que tienen turnos de día. Durante la noche, el sistema digestivo se detiene y no secreta enzimas normales. Además, el metabolismo se ralentiza por la noche. Muchos trabajadores de turno presentan diarrea o estreñimiento, úlceras gástricas y pépticas, gastritis, náuseas y aumento de peso.

Por último, se presentan problemas de sueño. Los trabajadores por turnos son unos de los segmentos con mayor privación del sueño de nuestra población. Tienen dificultad para dormir bien durante el día cuando sus relojes biológicos les ordenan que se despierten. Además, la privación del sueño disminuye la leptina, una hormona producida en las células grasas que le informan a nuestros cerebros cuando estamos llenos. Al mismo tiempo, los patrones deficientes de sueño producen un aumento de la grelina, una hormona que te hace sentir como si no hubieras comido desde hace quince días. Numerosos estudios mostraron que quienes duermen menos de ocho horas en la noche tienen menores niveles de leptina, mayores niveles de grelina y más grasa corporal que quienes duermen más. La falta crónica de sueño puede aumentar drásticamente el riesgo de subir de peso.

Los horarios anormales que tienen los trabajadores por turnos son una especie de bomba en términos nutricionales. Las siguientes son algunas formas de evitar posibles trampas a tu dieta, de seguir fiel a la dieta de 17 días, mantener tu cuerpo en plena forma y de cumplir todas tus metas.

Evita la comida chatarra

Una de las cosas que puedes hacer para mejorar tu salud y tu energía es seguir una dieta saludable, rica en vitaminas y minerales. Las barras de chocolate y los paquetes de papas fritas de las máquinas expendedoras en tu sitio de trabajo pueden ser tentadores, pero es probable que te hagan más daño que bien, que disminuyan tus niveles de energía y de resistencia. Las donas y los pasteles te pueden ofrecer un "estímulo" instantáneo, pero la desventaja es que te harán perder el control, y las grandes cantidades de azúcar refinado pueden producir cambios extremos de humor.

Lo mismo ocurre con las bebidas. Disminuye el consumo de Coca-Cola y de otras bebidas gaseosas (incluso de las "dietéticas"), y evita las bebidas con cafeína, pues tendrás más dificultades para dormir cuando llegues a casa. Tomar agua es una opción mucho mejor.

Es importante mantenerte hidratada, ya que la deshidratación puede causar dolores de cabeza y fatiga. Si trabajas de noche, consume comidas pequeñas y ligeras con mucha ensalada cruda, frutas y vegetales, tal como se recomienda en la dieta de 17 días. Estos alimentos te dan energía, pero no causan somnolencia.

A veces, los turnos de trabajo son largos, así que si comes sándwiches, procura que sean con pan integral. Prueba también el pan sin gluten. Mientras más envejecemos, más dificultades tenemos para digerir el gluten, y esto puede obstruir los intestinos. Unos intestinos sanos que se muevan te darán más energía.

Sigue mis menús para el trabajo por turnos

Pongamos estas sugerencias en forma concreta. Todos los ciclos de la dieta de 17 días son adaptables al trabajo por turnos. Solo hace falta un poco de planificación. Si es posible, come aproximadamente a la misma hora cada día, ya sea al mediodía o temprano por la noche, independientemente de que trabajes o no en horas de la noche. Si sigues las siguientes instrucciones, tendrás una mejor sincronización, perderás peso y estarás más alerta.

Ejemplo de menú para el turno de la tarde
(Hora de inicio entre las 2:00 p.m. y 4:00 p.m.;
finalizando entre las 10:00 p.m. y la medianoche)

En general, si trabajas en este turno, es mejor que comas tu comida principal (la cena) al mediodía y no en la mitad de tu turno. Digerirás mejor los alimentos y estarás más alerta en el trabajo.

Aquí están algunas sugerencias para la planificación de las comidas durante cada ciclo.

Hora del día/Comida	Ciclo Acelerar	Ciclo Activar	Ciclo Adquirir	Ciclo Llegar
8:00– 10:00 a.m. / Desayuno	2 huevos revueltos, frutas frescas, 6 oz de yogur	½ taza de avena o sémola de maíz cocida; 4 claras de huevo revueltas; fruta fresca	1 taza de cereal rico en fibra (por ejemplo, Bran Buds o Fiber One); 1 taza (8 oz) de leche descremada, al 1%, leche de soya u otros sustitutos de productos lácteos; fruta fresca	Sigue consumiendo cereales enteros y proteínas.
1:00– 2:00 p.m. Cena (Antes del turno)	Pechuga de pollo con vegetales en abundancia hervidos o crudos; fruta fresca	Chuletas de cerdo asadas o a la plancha; vegetales al vapor; ½ taza de maíz cocido; 6 oz de yogur u otra porción de probióticos; frutas frescas	Pollo a la plancha; vegetales al vapor, como espárragos, frijoles americanos, brócoli o coliflor; fruta fresca	Consume alimentos ricos en proteínas; te mantendrán alerta.
7:00– 8:00 p.m. Almuerzo durante el descanso	Atún con 1 cucharada de aceite de oliva y 1 cucharada de vinagre, servido sobre una cantidad generosa de lechuga; 6 oz de yogur o de otra porción de probióticos para una mejor digestión	Ensalada de camarones: camarones cocidos, 3 cucharadas de cebolla picada sobre una cantidad generosa de lechuga, 1 tomate (grande) y 1 cucharada de aceite de oliva; 6 oz de yogur o de otra porción de probióticos para una mejor digestión	Pita sándwich: 1 pan pita de trigo integral con lechuga y tomate picados; 2 cucharadas de queso feta sin grasa en trozos; 1 cucharada de aderezo italiano para ensalada; 10 zanahorias tipo baby; 6 oz de yogur o de otra porción de probióticos para una mejor digestión	Sigue consumiendo alimentos ricos en proteínas. Disfruta de vegetales y frutas frescas. No te atiborres de carbohidratos. Asegúrate de consumir probióticos para una mejor digestión.

Hora del día/Comida	Ciclo Acelerar	Ciclo Activar	Ciclo Adquirir	Ciclo Llegar
Después del trabajo/ antes de dormir	Come un poco de fruta fresca.	Come una o dos porciones de carbohidratos. Las bananas son una buena elección porque ayudan a dormir mejor.	Come una o dos porciones de carbohidratos. Las bananas son una buena elección porque ayudan a dormir mejor.	Come una o dos porciones de carbohidratos. Las bananas son una buena elección porque ayudan a dormir mejor.

Ejemplo de menú para el turno de noche
(Medianoche a 8:00 a.m.)

En general, los trabajadores del turno de la noche deberían comer un refrigerio liviano durante su turno, un desayuno moderado y cenar antes de comenzar su turno. Esta es la forma de planificar tu dieta.

Hora del día/Comida	Ciclo Acelerar	Ciclo Activar	Ciclo Adquirir	Ciclo Llegar
Al despertar	2 huevos revueltos; frutas frescas, 6 oz de yogur	½ taza de avena o sémola de maíz, cocida; 4 claras de huevo revueltas; fruta fresca	1 taza de cereal, rico en fibra (por ejemplo, Bran Buds o Fiber One); 1 taza (8 oz) de leche descremada, al 1%, leche de soya u otros sustitutos de productos lácteos; fruta fresca	Tortilla de clara de huevo con espinaca; una tostada de trigo integral con mermelada, ½ taza de fresas; té, café o agua

continúa en la próxima página

Hora del día/Comida	Ciclo Acelerar	Ciclo Activar	Ciclo Adquirir	Ciclo Llegar
6:00–8:00 p.m./ Cena (antes del turno)	Pechuga de pollo con vegetales hervidos o crudos en abundancia; fruta fresca	Chuletas de cerdo asadas o a la plancha; vegetales al vapor; ½ taza de maíz cocido	Pollo a la plancha; vegetales al vapor, como espárragos, frijoles americanos, brócoli o coliflor; fruta fresca	Ensalada verde con rodajas de tomate, aderezo de aceite y vinagre; ½ pechuga de pollo asada con limón y hierbas; ½ taza de arroz integral; brócoli al vapor; una taza de fruta fresca; agua tipo seltzer con limón o agua pura
3:00–4:00 a.m. Almuerzo durante el descanso	Atún con 1 cucharada de aceite de oliva y 1 cucharada de vinagre, servido sobre una cantidad generosa de lechuga; 6 oz de yogur o de otra porción de probióticos para una mejor digestión	Ensalada de camarones: camarones cocidos, 3 cucharadas de cebolla picada con una cama generosa de lechuga, 1 tomate (grande) y 1 cucharada aceite de oliva; 6 oz de yogur o de otra porción de probióticos para una mejor digestión	Pita sándwich: 1 pan pita de trigo integral con lechuga y tomate picados; 2 cucharadas de queso feta sin grasa en trozos; 1 cucharada de aderezo italiano para ensalada; 10 zanahorias tipo baby; 6 oz de yogur o de otra porción de probióticos para una mejor digestión	Ensalada verde con aguacate y 4 oz de salmón al vapor, aderezo de aceite y vinagre. Té helado, agua tipo seltzer con limón, o agua pura; 6 oz yogur o de otra porción de probióticos para una mejor digestión
Después del turno, antes de dormir	Come un poco de fruta fresca.	Come una o dos porciones de carbohidratos. Las bananas son una buena elección porque ayudan a dormir mejor.	Come una o dos porciones de carbohidratos. Las bananas son una buena elección porque ayudan a dormir mejor.	Come una o dos porciones de carbohidratos. Las bananas son una buena elección porque ayudan a dormir mejor.

EN 17: 17 alimentos que te mantendrán alerta

La mayoría de los alimentos en la dieta de 17 días te puede ayudar a estar más alerta y son ideales para el trabajo por turnos. Elige más de los siguientes alimentos si trabajas por turnos.

Alimento	Factor de alerta
1. Carne de res, extra magra	Alto contenido de hierro, un mineral que mejora la memoria, el estado de alerta y la capacidad de atención.
2. Remolacha	Contiene fenilalanina, un aminoácido que ayuda a las señales relay (de relé) entre las células del cerebro.
3. Arándanos	Excelente fuente de antioxidantes y "antocianinas", sustancias que se cree ayudan a proteger las células del cerebro de toxinas, mejoran la utilización de la glucosa en el cerebro y promueven la comunicación entre las células cerebrales.
4. Brócoli	Lleno de antioxidantes y fitonutrientes que ayudan a proteger el tejido cerebral de toxinas.
5. Zanahorias	Ricas en beta caroteno y otras sustancias naturales que ayudan a proteger el tejido cerebral de toxinas.
6. Pollo	Rico en tirosina, un aminoácido necesario para la producción de químicos que mejoran el estado de alerta como la dopamina, la epinefrina y la norepinefrina. Cuando tu cerebro produce estas sustancias, piensas y reaccionas con mayor rapidez y te sientes más motivada, atenta y mentalmente enérgica.
7. Frutas cítricas	Contienen vitamina C y otros antioxidantes que ayudan a mantener la buena memoria y ayudan a las células del cerebro a resistir posibles daños.
8. Edamame	Contiene fenilalanina, un aminoácido que ayuda a las señales de relé de una célula cerebral a otra.
9. Huevos	Ricos en colina, un complejo de la vitamina B que contribuye a la memoria.

continúa en la próxima página

10. Claras de huevo	Ricas en proteínas, pueden mejorar el estado de alerta al aumentar los niveles de norepinefrina, que ayudan a mantener el cerebro al tope de sus capacidades.
11. Chiles picantes	Contienen capsaicina, un químico picante. La capsaicina estimula la circulación, la digestión, abre los conductos nasales y, mejor aun, envía una sensación de euforia a tu cerebro.
12. Legumbres	Proporcionan glucosa para alimentar el cerebro, y la fibra que contienen disminuye la absorción de la glucosa, ayudando a mantener estables los niveles de energía, mejorando el estado de alerta y la concentración a través del tiempo.
13. Cerdo	Rico en vitamina B1 que protege la mielina, una sustancia grasosa que ayuda a facilitar la comunicación entre las células.
14. Lechuga romana	Rica en folato, una vitamina B importante para la memoria y la salud de las células nerviosas.
15. Espinacas	Muy ricas en hierro, mineral benéfico para la memoria, la concentración y el funcionamiento mental.
16. Atún	Rico en ácidos grasos omega-3, que ayudan a producir y a mantener la mielina.
17. Yogur	Un alimento probiótico que muchos estudios han demostrado que estimula el estado de alerta mental. El yogur y otros alimentos probióticos son alimentos maravillosos si trabajas de noche, ya que mejoran tu digestión.

La conexión del ejercicio

Veamos el lado bueno del turno de noche: tienes la oportunidad de ir al gimnasio mientras la mayoría de las personas están trabajando. Procura escoger un buen momento al principio del "día". Aunque hagas solo la mitad de la rutina habitual, moverás tu cuerpo y te sentirás mejor. Diecisiete minutos de ejercicio al menos tres veces a la semana (aunque no justo antes de acostarse) ayudará a reducir el estrés y la sensación de fatiga, y también aumentará tu sensación de bienestar.

Sé constante con tu rutina de ejercicio y realiza además algunas actividades de cross training. Probablemente tengas también más tiempo para montar bicicleta. A medida que te pongas al día con tu sueño, podrás ejercitarte por más tiempo, o con mayor intensidad, hasta que vuelvas de nuevo a tu nivel de acondicionamiento.

El sentido del sueño

Trabajar cuando todo el mundo duerme tiene sus ventajas: hay menos tráfico, puedes leer el periódico cuando llegas a tu casa, recibir a tus hijos cuando llegan de la escuela, y tal vez te paguen mejor. Sin embargo, descansar lo suficiente no es una de las ventajas.

Los trabajadores nocturnos no suelen dormir las siete u ocho horas que necesita la gran mayoría de las personas, y eso es peligroso para tu salud, tu peso y para otras personas en la carretera cuando estás bostezando mientras conduces.

Dormir durante el día también produce un menor descanso, así que no es de extrañar que uno de cada cinco trabajadores nocturnos reporte dormirse en el trabajo. No puedo darte una receta segura para dormir bien durante el día, pero tengo varias técnicas que deberían ayudarte. Incluso si cada técnica te ayuda a dormir un poco mejor, todas ellas podrían permitirte obtener el descanso que mereces y necesitas.

Una estrategia clave es llevar un horario regular. No duermas desde el mediodía hasta las 8:00 p.m. del viernes, y trata de dormir las noches del sábado y del domingo; luego intenta dormir el lunes durante el día. Puedes modificar un poco tu horario, pero no demasiado. Un estudio publicado en la *Revista de Psicología de Nueva Zelanda* aconseja una estrategia llamada "sueño de soporte", en el que la persona incorpora un bloque de tres a cuatro horas de sueño en los días en que no trabaja por turnos, y que coincida con su tiempo de descanso previsto en los días de trabajo por turnos.

Duerme tan pronto como te sea posible después del turno de la noche. Si retrasas el sueño después del turno de la noche, tu cuerpo comenzará a calentarse y a prepararse para la actividad del día.

Cambia las luces. Lo ideal es que el lugar en el que duermes sea lo más oscuro posible, independientemente de que trabajes de noche o de día. Instala

NO ES EL TÍPICO 9 A 5: Otros efectos en la salud de los turnos laborales

Condiciones	Razón	Estrategias
Cardiovasculares	Los trabajadores por turnos tienen hábitos más nocivos de vida, como por ejemplo, mayor tendencia a fumar, a no hacer ejercicio y a comer comida chatarra, lo cual es perjudicial para el corazón. En un estudio, 665 trabajadores diurnos fueron comparados con 659 trabajadores nocturnos. Éstos presentaron el doble de riesgo de colesterol HDL bajo, 40% más de riesgo de triglicéridos altos y más del 19% de riesgo de grasa abdominal.	• Deja de fumar • Haz ejercicio • Come de manera balanceada
Cáncer de mama	El riesgo puede estar asociado con la exposición a la luz durante la noche, cuando deberías dormir. La hormona melatonina puede jugar un papel en ese sentido. La producción de esta hormona, que por lo general se produce durante el período "oscuro" del día, se interrumpe con la exposición a la luz. La deficiencia de melatonina puede hacer que colonias muy pequeñas de células cancerosas prosperen en el organismo.	• No tomes melatonina, a menos que tu médico te la haya recomendado. Aunque creas que es útil, realmente puede ser un obstáculo para el buen funcionamiento de los ritmos circadianos y empeorar el trastorno de tu reloj biológico.

Diabetes	Los trabajadores por turnos pueden interrumpir los procesos de producción de insulina en el organismo, algo que puede causar resistencia a la insulina. Si se presenta una resistencia a la insulina, el cuerpo no utiliza esta sustancia correctamente. La glucosa queda por fuera de las células y obstruye el torrente sanguíneo.	• Hazte chequeos regulares para estar atenta a cambios en el azúcar sanguíneo. • Evita los carbohidratos refinados tales como dulces, pan blanco y productos horneados. • Haz ejercicio con frecuencia para ayudar a regular el azúcar sanguíneo.

cortinas opacas, utiliza un antifaz o cualquier otra cosa que reduzca la luz. Esto es vital, ya que la melatonina, la hormona del sueño que aumenta la somnolencia, es suprimida por la luz del día, aunque tengas los párpados cerrados. La luz pasa a través de tus ojos y sincroniza el reloj interno de tu cerebro. Tú quieres engañar a tu cerebro haciéndole creer que el día es la noche, y viceversa. ¿Está oscuro? Entonces debe ser de noche.

No importa cuál sea tu turno de trabajo, es probable que quieras instalar un bombillo rojo de pocos vatios en el baño para que tu sueño no sea perturbado por el impacto de luces fuertes si te levantas mientras duermes.

Duerme en un lugar tranquilo de la casa, lejos del ruido del tráfico y de la actividad del hogar. Infórmales a tus familiares y amigos sobre tu horario y pídeles que te llamen solo durante las horas de vigilia. Dales una copia de tus horarios de trabajo.

Limita el uso de la cafeína. Tomamos grandes cantidades de café para mantener la energía en el trabajo, pero no es una buena idea. Los trabajadores nocturnos se sienten tentados a consumir cafeína al final de su turno porque es cuando están más somnolientos, pero esta sustancia probablemente solo afecte la calidad del sueño.

Come una banana o bebe un poco de leche caliente antes de irte a la cama. Estos dos alimentos contienen L-triptófano, un aminoácido conocido por ser un inductor natural del sueño. El L-triptófano libera serotonina, un químico del cerebro inductor del sueño.

No tomes alcohol antes de dormir. Es un diurético e interfiere con la calidad del sueño.

Más bien, bebe un té de hierbas antes de acostarte. Los tés que contienen raíz de valeriana pueden garantizar un sueño seguro y eficaz cuando realmente necesitas dormir. Sin embargo, y al igual que con cualquier sustancia que se consuma para dormir, debe utilizarse con moderación. Algunas personas que han tomado valeriana se sienten somnolientas al despertar. (Lo mejor que hay para el sueño es hacer ejercicio con frecuencia).

Si trabajas por turnos, debes cuidarte mucho. Tu calidad de vida y tu sustento lo ameritan.

Resumen

- Los trabajadores por turnos sufren de obesidad y otras enfermedades con más frecuencia que las personas que trabajan en turnos normales.

- Si trabajas por turnos, evita la comida chatarra. Come tu comida principal a mediodía si trabajas en el turno de la tarde, y la cena justo antes de que comience tu turno si trabajas en el turno de la noche.

- Consume alimentos naturales que te mantengan alerta durante la noche.

- Mantén una rutina de ejercicio regular.

- Practica la buena salud en materia de sueño: mantén tu dormitorio tan oscuro como sea posible, duerme en un lugar tranquilo de tu casa, limita el consumo de cafeína y alcohol y come algo, como una banana y un poco de leche caliente, antes de dormirte.

- Habla con tu médico de familia si crees que podrías estar sufriendo de trastorno de trabajo por trabajar turnos rotatorios.

CHEQUEO: ¿Tienes trastorno de trabajo por trabajar turnos rotatorios?

El trastorno de trabajo por trabajar turnos rotatorios, o TTR, puede ser nuevo para ti. Pero si tus horarios de trabajo no son los tradicionales o trabajas por turnos y te sientes cansada en el trabajo con frecuencia o tienes dificultad para dormir, se trata de una condición de la que deberías saber más.

El trastorno de trabajo producido por trabajar turnos rotatorios es una condición médica reconocida que se puede diagnosticar y ser tratada por un médico. Se produce cuando el reloj interno de tu cuerpo, o ritmo circadiano, no está sincronizado con tu horario de trabajo.

Muchas personas que no tienen un horario tradicional de trabajo de 9 a 5 necesitan estar despiertas cuando el ciclo natural del cuerpo les pide que duerman. Esta alteración del ritmo circadiano puede conducir a una somnolencia excesiva durante las horas de vigilia o a presentar dificultades para dormir durante las horas del sueño. Si trabajas por turnos, haz el siguiente cuestionario para ver si tienes trastorno de trabajo por trabajar turnos rotatorios. Marca "Sí" o "No".

1. ¿Te sientes cansada, sin importar cuánto intentes dormir? **Sí   No**

2. ¿Sientes con frecuencia que estás menos alerta de lo normal? **Sí   No**

3. ¿Tienes dificultad para dormirte o permanecer dormida? **Sí   No**

4. ¿No sabes cuántas horas duermes al día? **Sí   No**

5. ¿Has estado cometiendo más errores en el trabajo de lo habitual debido a la falta de concentración y a una sensación general de fatiga? **Sí   No**

6. ¿Sufres con frecuencia de acidez estomacal o indigestión? **Sí   No**

7. ¿Sientes dolores de cabeza ocasionales por la mañana? **Sí   No**

8. ¿Tu trabajo, hogar o vida social se ha visto afectada negativamente por problemas para dormir? **Sí   No**

9. ¿Has tenido un aumento de peso inexplicable? **Sí   No**

10. ¿Has tenido ciclos menstruales irregulares? **Sí   No**

11. ¿Te quedas dormida mientras conduces, durante las reuniones, mientras lees un libro o ves televisión? **Sí   No**

continúa en la próxima página

Puntaje: Si respondiste afirmativamente a tres o más de estas preguntas, puedes estar sufriendo de trastorno de trabajo por trabajar turnos rotatorios. Consulta con tu médico. Él o ella podrían ayudarte a controlar los síntomas. Solo un cambio en los horarios de trabajo puede resolver este tipo de trastorno, pero puedes hacer algunas cosas para aliviar los síntomas y evitar que se repitan:

- Evita el consumo de alcohol y de otras sustancias antes de acostarte
- Duerme un total de ocho horas cada día
- Las luces fuertes pueden disminuir la somnolencia cuando necesitas estar despierta
- Elimina el ruido y la luz del lugar donde duermas
- Trata de mantener tus horarios de sueño y de vigilia, incluso durante los fines de semana

14

Recetas de la dieta de 17 días

· · · · · · · · · · · · · · ·

Una práctica saludable de gran importancia en tu pérdida de peso es preparar tus comidas. Ahora, antes de que empieces a entrar en pánico, ten la seguridad de que no necesitas hacer lo imposible, afilar tus cuchillos y preparar platos que parezcan obras de arte, ni obtener un diploma en Cordon Bleu. Lo único que necesitas son algunas recetas fáciles. Y yo te puedo ayudar con eso.

Estas recetas son fáciles de entender y de preparar. No hay largas listas de ingredientes, métodos de cocción complicados ni instrucciones difíciles. Todas las recetas están diseñadas en torno a los alimentos que consumirás en la dieta de 17 días.

Todas son bajas en grasas y calorías, y son más magras y saludables gracias al uso de ciertos métodos de cocción, tales como asar, hornear o saltear ligeramente. Cuando las recetas requieren aceite, siempre utilizamos uno saludable como el aceite de oliva.

Algunas de las recetas están diseñadas para preparar una sola porción. Si otros miembros de tu familia están haciendo la dieta de 17 días, puedes preparar fácilmente las recetas que contengan una sola porción en mayores cantidades. Otras recetas contienen varias porciones. Puedes refrigerar o congelar las sobras, y descongelar o calentar en el microondas para una comida rápida y saludable.

Cuando adquieras el hábito de cocinar y comer de esta manera, prepárate para perder tu gusto por los alimentos grasosos y azucarados. ¿Por qué? Porque los gustos se aprenden. Así como aprendiste a disfrutar de comidas grasosas, azucaradas o saladas, también puedes educar de nuevo a tu paladar para disfrutar de platos frescos, deliciosos y saludables. Por ejemplo, puedes educar de nuevo a tu paladar utilizando hierbas y especias a la hora de cocinar. Los condimentos sin sal son una manera eficaz para abandonar tu costumbre de echarle sal a todo. Tus papilas gustativas se adaptan a todo lo que comas.

Te invito a que seas creativa y vayas más allá de estas recetas. La mayoría de nosotros usamos las mismas diez a doce recetas casi todo el tiempo. ¿Por qué no tratas de adaptarlas a la dieta de 17 días? Aquí están algunas sugerencias:

- **Productos lácteos.** Si una receta requiere productos lácteos, siempre podrás utilizar sustitutos bajos o libres de grasas. Por ejemplo, si una receta utiliza una taza de crema agria regular, normalmente se puede sustituir con yogur natural sin grasa (el yogur griego funciona muy bien) o con queso cottage licuado y bajo en grasas. El yogur o el queso de soya se pueden mezclar con mayonesa baja en grasas para preparar platos como la ensalada de col, de atún y de pollo.

- **Carnes.** Intenta conseguir carne molida con un 90% libre de grasas o más. Suele ser más cara por libra, pero también recibes más carne por tu dinero, porque el producto contiene menos grasa. Cuando cocines la carne molida, drena el exceso de grasa después de dorarla. Simplemente coloca una toalla de papel en un colador y vierte sobre la toalla para absorber la grasa. Si una receta requiere una carne grasosa como el tocino, puedes reducir la grasa entre el 50 y el 60% utilizando trocitos de tocino para darle sabor. O puedes reemplazar con tocino canadiense.

- **Grasas malas.** Puedes reducir o eliminar las grasas en las recetas. Por ejemplo, cuando frías o saltees, simplemente vierte un poco de aceite de cocina en aerosol (0 calorías) en una sartén antiadherente en lugar de utilizar manteca, grasas vegetales o mantequilla.

- **Utiliza las especias.** Adquiere el hábito de utilizar ingredientes de gran sabor, como hierbas frescas, especias picantes y frutas de temporada, para vigorizar los platos, en lugar de utilizar grandes cantidades de grasa o aceite. Otro consejo: compra un aerosol para aceite en una tienda de artículos de cocina o para el hogar (Misto es una marca popular). Simplemente vierte el aceite de linaza o de oliva en la botella y rocía un poco en la sartén o la comida. Este proceso reduce drásticamente la cantidad de aceite que utilizas y disminuye las calorías provenientes de la grasa.

- **Postres.** Las frutas son un postre excelente, pero pueden ser aburridas para comerlas solas. Sirve un plato de fresas con un chorrito de jarabe de chocolate sin azúcar. También puedes preparar recetas de tu postre favorito con menos azúcar, grasas y calorías si reemplazas con ingredientes bajos en grasa y aprendes a cocinar con edulcorantes como Truvia.

- **Sal.** ¿Estás vigilando tu consumo de sodio? Si es así, comienza a utilizar la mitad de la cantidad indicada en la receta. Sigue reduciendo la cantidad hasta encontrar la cantidad mínima necesaria. O sustituye la sal con jugo de limón o lima, vinagre con sabor, cebolla o ajo fresco, cebolla o ajo en polvo, pimienta, chile en polvo, jengibre u otros condimentos que solo contengan hierbas. Utiliza salsa de soya baja en sodio o salsa de mostaza picante para reemplazar la salsa de soya normal. Sazona los alimentos con especias y hierbas en lugar de agregar sal.

Ahora: recetas para la dieta de 17 días. ¡Disfrútalas!

Galletas Dr. Mike Power

Ingredientes

⅓ taza de compota de manzana sin azúcar

2 cucharadas de pasta de almendras

1 cucharada de aceite de linaza

10 sobres de Truvia

¼ taza de miel de agave

1 huevo grande

½ cucharadita de vainilla

¾ taza de harina de trigo integral

½ cucharadita de bicarbonato de sodio

1 cucharadita de canela

½ cucharadita de sal

¼ cucharadita de pimienta negra

½ taza de suero de leche de vainilla en polvo

2 tazas de avena

1 taza de cerezas secas

½ taza de almendras en rodajas

Instrucciones

Caliente el horno a 350 grados Fahrenheit. Bata el puré de manzana, la pasta de almendras, el aceite de linaza, el Truvia y la miel de agave. Bata el huevo y la vainilla. Mezcle bien. Agregue la harina, el bicarbonato de soda, la canela, la sal, la pimienta y el suero en polvo. Bata bien. Agregue la avena, las cerezas y las almendras. Mezcle bien. Vierta cucharadas grandes de la mezcla en una bandeja para hornear rociada con aceite de cocina en aerosol. Divida la masa para preparar 18 galletas. Aplane cada galleta con el dorso de la cuchara. Hornee de 16 a 18 minutos o hasta que estén doradas. Retire del horno. Enfríe y guarde en un recipiente plástico. Cada galleta tiene 128 calorías y se pueden disfrutar en los Ciclos Activar, Adquirir y Llegar para el desayuno o como refrigerio. Cada galleta contiene una proteína y un almidón natural.

Batido de kéfir

Ingredientes

1 taza de kéfir sin azúcar

1 taza de bayas congeladas sin azúcar

1 cucharada de mermelada de frutas sin azúcar, o 1 cucharada de miel de agave

1 cucharada de aceite de linaza

Instrucciones

Coloque todos los ingredientes en una licuadora y licúe hasta que esté suave. Rinde una porción grande.

Batido de yogur con frutas

Ingredientes

½ taza de leche con acidófilos

½ cartón (3 oz) de yogur con sabor a frutas sin azúcar

1 taza de fresas congeladas sin azúcar

Instrucciones

Coloque todos los ingredientes en una licuadora y licúe hasta que esté suave. Rinde una porción grande.

Frittata de vegetales con clara de huevo

Ingredientes

4 claras de huevo batidas

1 tomate Roma picado

1 puñado de espinacas frescas

Sal y pimienta al gusto

Instrucciones

Rocíe aceite de cocina en aerosol en una sartén pequeña. Agregue las claras de huevo batidas. Añada el tomate y las espinacas. Cocine a fuego medio-bajo hasta que las claras de huevo estén cocinadas. Retire de la sartén con una espátula, y sazone ligeramente si lo desea. Rinde 2 porciones

Tortilla española

Ingredientes

1 huevo

2 claras de huevo

⅛ cucharadita de sal

⅛ cucharadita de pimienta negra

1 cucharada de aceite de oliva

¼ taza de tomate en cubitos

2 cucharadas de cebolla picada

2 cucharadas de queso cheddar
  rallado sin grasa

Instrucciones

Bata el huevo, la clara de huevo, sal y la pimienta negra en un tazón mediano. Caliente una sartén a fuego medio-alto. Agregue el aceite de oliva y agite la sartén para cubrir el fondo y los lados. Añada los huevos batidos e incline la sartén para que la mezcla cubra todo el fondo. Cocine durante 30 segundos aprox. Levante suavemente los lados de la tortilla con una espátula, inclinando la sartén para que los huevos se esparzan por toda la superficie de la sartén. Cuando comience a cocinarse, espolvoree ¼ taza de tomate picado, 2 cucharadas de cebolla picada y 2 cucharadas de queso cheddar rallado sin grasa en la parte superior de la tortilla. Doble el otro lado de la tortilla sobre el relleno con cuidado. Rinde 1 porción.

Huevos revueltos griegos

Ingredientes

4 claras de huevo

¾ taza de cebolla roja picada

¼ taza de tomate en cubitos

2 cucharadas de queso feta bajo en grasa

⅛ cucharadita de sal

⅛ cucharadita de pimienta negra

Instrucciones

Mezcle todos los ingredientes en un tazón mediano y vierta en una sartén pequeña rociada con aceite de cocina en aerosol. Cocine a fuego medio-bajo hasta que los huevos estén bien cocidos. Rinde 1 porción.

Ensalada niçoise

Ingredientes

Ejotes cocidos y refrigerados (½ a 1 taza)

2 cebollines picados

1 tomate pequeño, en rodajas

Lechuga (cuanto más oscura, mejor)

1 lata de atún de 3 oz

1 cucharada de aceite de oliva

2 cucharadas de vinagre balsámico

Instrucciones

Coloque los ejotes cocidos, los cebollines y el tomate en una cama abundante de lechuga. Cubra con el atún. Rocíe 1 cucharada de aceite de oliva, 2 cucharadas de vinagre balsámico y revuelva. Rinde 1 porción.

Súper ensalada

Ingredientes:

Lechuga de cualquier variedad

Pepinos

Cebolla

Tomates

Cualquier ensalada de vegetales de la dieta de 17 días

2 huevos duros, picados

2 cucharadas de aceite de oliva o de linaza

4 cucharadas de vinagre balsámico

Instrucciones

Combine la lechuga con los vegetales para la ensalada y los huevos duros. Mezcle con 2 cucharadas de aceite de oliva o de linaza y 4 cucharadas de vinagre balsámico. Revuelva. Rinde 1 porción.

Alcachofa con vinagre balsámico

Ingredientes

4 alcachofas frescas

¼ taza de vinagre balsámico

Aderezo para ensalada sin grasa

Instrucciones

Coloque las alcachofas en una olla grande. Cubra con agua. Vierta el vinagre balsámico. Tape y cocine durante 1 hora aproximadamente a fuego moderado o hasta que las alcachofas estén tiernas, incluyendo el tallo. Deje enfriar. Sirva con aderezo para ensalada sin grasa a manera de dip. Rinde 4 porciones.

Ensalada de espinaca

Ingredientes

Hojas tiernas de espinaca tipo baby (su sabor es menos amargo que la espinaca normal)

Surtido de vegetales para ensalada (cebollas, pepinos, tomates, etc.)

2 cucharadas de queso feta bajo en grasa, en trocitos

1 cucharada de aceite de oliva o de linaza

2 cucharadas de vinagre balsámico

Instrucciones

Coloque una cantidad grande de hojas tiernas de espinaca en un plato. Cúbralas con la ensalada de vegetales y el queso feta. Rocíe 1 cucharada de aceite de oliva o de linaza, mezclada con 2 cucharadas de vinagre balsámico. Sazone al gusto. Rinde 1 porción.

Taco Salad

Ingredientes

1 libra de carne molida de pavo sin grasa

1 sobre de sazonador para tacos

Cantidad abundante de lechuga

1 taza de tomates picados

2 ½ tazas de cebolla picada

Salsa

⅓ taza de queso cheddar bajo en grasa

Instrucciones

Dore el pavo a fuego moderado en una cacerola. Añada un sobre de sazonador para tacos y cocine según las instrucciones del paquete. Sirva porciones abundantes de lechuga en 4 platos. Cubra con la mezcla de pavo, tomates, cebollas, la salsa y el queso. Rinde 4 porciones.

Ensalada village

Ingredientes

2 tomates picados

½ cucharadita de sal marina

¼ taza de cebolla roja

1 cucharadita de orégano seco

1 cucharada de aceite de oliva

2 cucharadas de queso feta bajo en grasa

Instrucciones

Combine los tomates con sal marina y deje reposar 5 minutos. A continuación, mezcle el tomate y la sal con el resto de los ingredientes. Rinde 1 porción.

Wrap de lechuga

Ingredientes

1 pechuga de pollo al horno, cortada en cubos

1 cebollino en cubos

½ taza de uvas rojas

2 cucharadas de apio picado

1 cucharada de aceite de oliva

Sal y pimienta al gusto

2 a 3 hojas de lechuga iceberg o Boston

Instrucciones

Mezcle todos los ingredientes excepto la hoja de lechuga. Refrigere hasta que estén fríos. Para servir, tome una hoja de lechuga a la vez y vierta una cucharada colmada de la mezcla de pollo en el centro. Envuelva la lechuga alrededor del relleno. Rinde 1 porción.

Dip de yogur y vegetales con especias

Ingredientes

32 oz de yogur natural sin grasa

Ajo en polvo

Cebolla en polvo

Sal sazonada

Vegetales frescos cortados

Instrucciones

Forre un colador con un filtro de café o una toalla de papel blanco. Coloque el colador sobre un tazón (para recoger el líquido que se escurra del yogur). Vierta en cucharadas las 32 oz de yogur natural sin grasa en el colador con el filtro. Cubra y refrigere 8 horas o durante la noche. Tendrá 16 oz de queso de yogur aproximadamente. Sazone el queso con los condimentos mencionados arriba o añada hierbas frescas picadas como perejil, romero o tomillo. Media taza de queso de yogur equivale a 1 porción de probióticos. Utilice como salsa para vegetales frescos.

Sopa de pollo y vegetales

Ingredientes

4 pechugas de pollo al horno, cortadas en trozos pequeños

1½ tazas de col picada

1 zanahoria grande, picada

1 taza de gombo, en rodajas

1 cebolla grande picada

2 tallos grandes de apio con las hojas, picados

1 lata de tomates triturados de 15 oz

1 lata de 14 oz de caldo de pollo sin grasa

1½ cucharaditas de sal

¼ cucharadita de pimienta

Instrucciones

Coloque todos los ingredientes, excepto el pollo, en una sartén grande y cocine a fuego lento durante una hora o hasta que los vegetales estén blandos. Añada el pollo y caliente bien. Disfrute de esta sopa al almuerzo o a la cena. Rinde 4 porciones.

Ensalada de vegetales marinados

Ingredientes

4 tazas de vegetales crudos (ejotes, coliflor, coles de Bruselas, alcachofa, etc.)
Aderezo italiano sin grasa

Instrucciones

Cocine los vegetales crudos al vapor desde la noche anterior (ejotes, coliflor, coles de Bruselas, alcachofas, etc.) en un mínimo de dos tazas de agua hasta que estén tiernos pero crujientes. Coloque en un plato de cristal y vierta aderezo italiano sobre los vegetales.

Refrigere durante la noche. Escurra y sirva sobre una cantidad generosa de lechuga con pimientos rojos asados (sin aceite). Rinde 2 a 4 porciones.

Berenjena a la parmesana

Ingredientes

1 berenjena grande sin piel
4 claras de huevo
Queso parmesano sin grasa

Ajo en polvo al gusto
1 taza de salsa marinara baja en carbohidratos

Instrucciones

Precaliente el horno a 400 grados Fahrenheit. Corte la berenjena en rodajas de ¼ pulgada. Bata las claras de huevo y 4 cucharadas de agua en un plato hondo hasta que estén espumosas. Sumerja las rodajas de berenjena en las claras de huevo y luego en el queso parmesano, presionándolo para que se adhiera a la berenjena. Coloque las berenjenas en una bandeja para hornear rociada con aceite en aerosol y espolvoree con el ajo en polvo. Rocíe el aceite en aerosol sobre las rodajas de berenjena. Hornee 30 minutos a 400 grados, dándoles vuelta a las berenjenas al cabo de 20 minutos, hasta que estén doradas y cocinadas. Cubra con una taza de salsa marinara baja en carbohidratos. Hornee durante 20 minutos o hasta que la berenjena esté muy caliente y la salsa burbujeante. Rinde 2 porciones grandes.

Pescado con ajonjolí

Ingredientes

1 libra de tilapia

2 cucharadas de aceite de oliva

2 cucharadas de vinagre de arroz

2 cucharadas de salsa de soya light

1 cucharadita de ajo picado

2 cucharadas de semillas de ajonjolí

Instrucciones

Rocíe una bandeja para asar con aceite en aerosol para evitar que el pescado se pegue. Coloque la tilapia. Mezcle el aceite de oliva, el vinagre de arroz, la salsa de soya y el ajo hasta que estén bien mezclados. Vierta sobre el pescado. Espolvoree las semillas de ajonjolí sobre el pescado. Ase a fuego medio y a ocho pulgadas del fuego durante unos 20 minutos o hasta que el pescado se deshaga fácilmente con un tenedor. Rinde 4 porciones

Salmón lemenato

Ingredientes

2 filetes de salmón silvestre

1 cucharada de aceite de oliva

3 limones

1 cucharadita de orégano seco

3 dientes de ajo fresco, picado

Instrucciones

Precaliente el horno a 350 grados Fahrenheit. Coloque el salmón en un recipiente de cristal rociado con aceite en aerosol. Rocíe el aceite de oliva sobre el salmón. Cubra con ajo. Exprima el jugo de los limones sobre el salmón y espolvoree el orégano. Hornee 25 minutos. Rinde 2 porciones.

Pollo a la barbacoa horneado

Ingredientes

4 pechugas de pollo deshuesadas y sin piel

¾ taza de kétchup bajo en azúcar

2 cucharadas de salsa Worcestershire

1 cucharada de miel de agave

1 cucharadita de chile en polvo

Instrucciones

Precaliente el horno a 350 grados Fahrenheit. Coloque las pechugas de pollo en un molde para hornear rociado con aceite. Hornee por 20 a 25 minutos. Mientras tanto, mezcle el kétchup, la salsa Worcestershire, la miel de agave y el chile en polvo para preparar la salsa barbacoa. Retire las pechugas de pollo del horno y cubra con la salsa. Hornee otros 10 minutos. Rinde 4 porciones.

Chili con pavo y frijoles negros

Ingredientes

1 libra de carne de pavo molida sin grasa

2 tazas de frijoles negros (solo para los ciclos 2 y 3)

1 taza de cebolla picada

2 tazas de salsa de tomate

1 cucharada de chile en polvo

1 cucharadita de sal kosher

½ cucharadita de pimienta negra

Instrucciones

Dore el pavo a fuego moderado en una cacerola. Añada el resto de los ingredientes. Cocine 20 minutos a fuego lento. Rinde 4 porciones.

Delicia Primavera baja en carbohidratos

Ingredientes

1 calabaza espagueti

2 tazas de brócoli fresco y picado

1 cebolla pequeña en cubitos

2 dientes de ajo cortados en cubitos

1 cucharada de aceite de oliva

Instrucciones

La calabaza espagueti es un excelente sustituto para la pasta. Para prepararla, corte a la mitad (a lo largo). Retire las semillas y la pulpa como lo haría con cualquier calabaza. Colóquela en un recipiente de vidrio para hornear con ½ pulgada de agua aproximadamente, con la corteza hacia arriba. Hornee de 40 a 45 minutos a 375 grados Fahrenheit. También puede cocinar en el microondas de 8 a 10 minutos por cada lado a fuego alto. Deje reposar la calabaza durante unos minutos después de hornear o cocinar en el microondas. Separe las tiras pasando un tenedor a lo largo. Coloque los hilos en otro recipiente. En una cacerola mediana para freír, saltee el brócoli, la cebolla, el ajo y el aceite hasta que estén suaves y crujientes. Agregue la calabaza y caliente bien. Sirva en platos cubiertos con salsa marinara caliente. Rinde 4 porciones.

15

Doctor, ¿podría decirme más, por favor?

La dieta de 17 días es simple, fácil y factible, pero de vez en cuando surgen preguntas. Aquí están las preguntas que me hacen con más frecuencia y las respuestas. Esta información te ayudará.

Preguntas sobre la dieta

P. ¿Solo necesito perder esas "últimas 10 libras". ¿Cuánto tiempo debo permanecer en la dieta?

R. Deberías perder rápidamente esas 10 libras en el Ciclo 1 si la sigues al pie de la letra. De lo contrario, tendrías que permanecer en el Ciclo 2. Todo depende de tu metabolismo. Cada persona es diferente y pierde peso a un ritmo diferente. Si deseas acelerar tu pérdida de peso y alcanzar tu objetivo con mayor rapidez, aumenta el tiempo y la intensidad de ejercicio diariamente. Cumple con esto, no te desanimes, y alcanzarás tu meta de peso en poco tiempo.

P. ¿Puedo almorzar algunas cenas y cenar algunos almuerzos?

R. Sí, puedes hacer eso. De todos modos es una idea acertada comer ligeramente en la noche. Yo recomiendo cambiar almuerzos y cenas especialmente si trabajas por turnos. Si cambias las comidas, asegúrate de no consumir carbohidratos después de las 2:00 p.m.

P. ¿La dieta de 17 días es segura para todas las personas?

R. La dieta está diseñada para personas con una salud normal. Cualquier persona que siga esta dieta debe obtener permiso de su médico. No sigas esta dieta si tienes diabetes tipo1, una enfermedad médica grave, si estás embarazada o eres madre lactante.

P. He obtenido grandes resultados hasta ahora en el Ciclo 1. ¿Puedo permanecer en él?

R. ¡Has hecho un gran trabajo con tu pérdida de peso! Eso me dice que tienes mucha determinación para adquirir hábitos más saludables y respetar el don de tu salud. ¡Sigue adelante! Sin embargo, no aconsejo permanecer más de 17 días en el Ciclo 1. La dieta ha sido cuidadosamente diseñada para mantener tu metabolismo a toda marcha, para evitar estancamientos y para volver a introducir alimentos poco a poco en tu vida. Lo mejor es que sigas los tres ciclos tal como he explicado. Luego, después de 51 días, regresarás al Ciclo 1 para seguir perdiendo peso.

P. ¿Puedo tomar té verde con sabor a frutas en la dieta?

R. Sí, siempre y cuando no lo endulces con azúcar. Muchos tés verdes de venta en los supermercados son preparados con un poco de fruta natural y sin azúcar. Son muy sabrosos y se pueden disfrutar fríos o calientes.

P. Cuando dices "cantidades abundantes" de un alimento, ¿significa un pedazo enorme de carne o una segunda porción de alimentos?

R. No. Es importante no sobrecargar tu estómago. Utiliza mi medidor de hambre/saciedad para evitar que suceda esto. Come hasta que estés satisfecha, pero no hasta que sientas que tu estómago está a punto de estallar.

P. ¿Hay una gran cantidad de proteínas en la dieta de 17 días? ¿Por qué?

R: Las proteínas son el componente principal de todas las células de tu cuerpo, y es importante asegurarse de que las estás recibiendo en una cantidad suficiente. Investigaciones recientes señalan que es posible que necesitemos una mayor cantidad de lo que se pensaba. La cantidad dietética recomendada (RDA) para todos los adultos es de 0,37 gramos de proteína por kilo de peso corporal, o un 15% de tus calorías diarias. Pero es probable que necesites más si haces ejercicio, si estás a dieta y a medida que envejeces.

Un estudio realizado a 855 personas encontró que quienes consumían solo la RDA de proteína tuvieron pérdidas óseas alarmantes en comparación con aquellos que consumían una cantidad superior a la RDA. Las que consumieron la menor cantidad de proteínas perdieron un mayor porcentaje de masa ósea: el 4% en cuatro años. Las personas que consumieron más proteínas (20% de calorías) presentaron las menores pérdidas: menos de 1,5% en cuatro años, informó la *Revista de Investigación Ósea y Mineral* en el año 2000.

Aunque el estudio se realizó en hombres y mujeres mayores, los resultados pueden ser importantes para todos los adultos. Cuando estamos jóvenes, necesitamos proteínas para construir masa ósea. Después de los treinta años, necesitas evitar la pérdida de masa ósea. Mantener los huesos fuertes es un esfuerzo de toda una vida.

En cuanto a la pérdida de peso, toma nota: diversas investigaciones siguen demostrando que una dieta con alto contenido de proteínas es esencial para bajar de peso. Ayuda a maximizar la pérdida de grasa y reduce al mínimo la pérdida de músculos. Esto es importante porque perder músculos disminuye tu ritmo metabólico en reposo, es decir, la velocidad a la que tu cuerpo quema calorías. Esto hace que sea más difícil mantener un peso saludable y perder grasa. Si comes con regularidad los alimentos que figuran en las listas de la dieta de 17 días, obtendrás proteínas más que suficientes.

P. Soy vegetariano. ¿Puedo seguir la dieta de 17 días?

R. Sí. Si eres "ovo-lacto-vegetariano", estarás limitando el consumo de proteína a los productos lácteos y a los huevos. Eso significa que obtendrás tu proteína de probióticos como el yogur, los huevos, los frijoles y las legumbres (dependiendo del ciclo en el que estés). Los "semivegetarianos", que no consumen carnes rojas, pero comen pescado o pollo, pueden seguir la dieta con facilidad. Los "veganos" evitan todas las proteínas animales. Si eres un vegetariano estricto, puedes seguir la dieta. Simplemente utiliza sustitutos de la carne en las comidas veganas para incorporar proteínas y consume un suplemento de probióticos en lugar de yogur. La dieta de 17 días se adapta prácticamente a cualquier estilo de vida nutricional.

P. Sé que los cereales integrales son muy buenos para mí, pero la harina de avena y el arroz integral me cansan. ¿Qué otros alimentos puedo consumir?

A: R. Hay muchas otras opciones. Busca algunos de los llamados cereales antiguos o alternativos: el amaranto (con alto contenido de proteínas), el kamut (un primo del trigo), la quinua (un pseudocereal), la espelta (un pariente del trigo), el triticale (un cruce entre el centeno y el trigo), el risotto de grano entero (un tipo de arroz delicioso), la cebada (muy rica en fibra) y el trigo bulgur (una forma deliciosa de trigo). Es probable que tengas que ir a una tienda de alimentos naturales grande o a un mercado local de comida étnica si quieres encontrar algunos de estos cereales. Los americanos conocen muy poco estos cereales, pero han sido consumidos en otras partes del mundo durante miles de años.

P. A veces no puedo comer todos los alimentos permitidos en la dieta de 17 días. ¿Esto interfiere con mis resultados?

R. No, en absoluto. La dieta de 17 días realmente sacia el apetito. Muchas personas tienen dificultades para comer toda esa cantidad de frutas y vegetales por primera vez. Si no puedes comer toda la comida, no te preocupes por eso. Simplemente no sustituyas los alimentos por otros que no estén en la dieta.

P. Como en exceso los fines de semana. ¿Qué me sugieres?

R. Si ganaste de 3 a 5 libras el fin de semana, te aconsejo que regreses al Ciclo 1: Acelerar hasta que pierdas esas libras. Luego sigue con los otros ciclos para llegar a tu peso ideal.

Preguntas sobre nutrición

P. ¿Es mejor consumir alimentos orgánicos?

R. Hoy en día, tenemos que saber de dónde viene todo y cómo ha sido cultivados o criado. ¿Se trata de un producto orgánico, de animales que no han sido criados en jaulas sino al aire libre, o simplemente fueron criados en el patio trasero de una casa? Necesitamos reducir nuestra exposición a las toxinas, para evitar que se almacenen en las células grasas de nuestro cuerpo. Los científicos creen que esta acumulación de toxinas puede impedir la pérdida de peso. Así que compra productos orgánicos siempre que puedas. Comer alimentos orgánicos te ayudará a eliminar las toxinas de tu cuerpo. Debido a que algunos productos contienen más pesticidas que otros, procura conseguir frutas y vegetales orgánicas: manzanas, nectarinas, melocotones, peras, fresas, frambuesas, cerezas, uvas importadas, pimientos, papas, apio y espinaca.

P. ¿Cuál es su recomendación para tomar un multivitamínico estándar?

R. Yo estoy a favor de las multivitaminas. Tomar vitaminas y otros suplementos es importante, pero puedes tardar algún tiempo en recibir todos los nutrientes que necesitas. Es probable que necesites un suplemento de vitaminas y minerales, de ácidos grasos omega-3 para reducir la inflamación o de calcio y vitamina D para los huesos.

Las multivitaminas pueden ser especialmente útiles para cualquier persona que lleve una dieta saludable o que consuma suficientes alimentos "buenos" a fin de obtener las vitaminas que necesitamos para tener siempre una buena salud. Además, a medida que envejecemos, nuestros cuerpos dejan de absorber ciertas vitaminas, como la vitamina B12, tan eficientemente como lo hacía anteriormente. También necesitamos más vitamina D y calcio, que pueden ser consumidos en suplementos por separado y no necesariamente como parte de un complejo multivitamínico.

Si crees que una multivitamina es importante para tu salud, lleva un frasco de vitaminas y pregúntale a tu médico para asegurarte de que las dosis sean correctas (las dosis excesivas de algunas vitaminas pueden ser peligrosas). Asegúrate también de que no existan interacciones potenciales entre los suplementos de vitaminas y cualquier medicamento formulado que estés tomando.

P. Recomiendas un edulcorante llamado Truvia. ¿Qué es?

R. Truvia es un derivado de la stevia, una planta que se encuentran en América del Sur y Asia. Esto significa que no es un azúcar ni un edulcorante puramente artificial. Realmente es un edulcorante "natural" sin calorías. El Truvia también contiene eritritol, un tipo de alcohol del azúcar que se encuentra en las frutas. En lo que a sustitutos del azúcar se refiere, el Truvia y la stevia probablemente son mejores que algunos de los edulcorantes artificiales fabricados por laboratorios, y por eso los recomiendo. También puedes cocinar y hornear con Truvia. Pero como todo lo demás, debe utilizarse con moderación.

P. ¿Puedo utilizar otros sustitutos de azúcar en la dieta de 17 días?

R. Actualmente, los edulcorantes artificiales se encuentran en muchos alimentos, como por ejemplo, en el yogur bajo en azúcar, uno de los probióticos recomendados en la dieta de 17 días. Clínicamente hablando, todos los sustitutos del azúcar son seguros; simplemente no sé mucho sobre sus efectos en la salud a largo plazo.

Seis de los sustitutos del azúcar más comunes disponibles en la actualidad son el aspartame (Equal), la sacarina, el acesulfame K, la sucralosa (Splenda), los alcoholes de azúcar y la stevia (Truvia y Sweet Leaf). El aspartame, la sacarina, el acesulfame K y la sucralosa son sustitutos químicos del azúcar que proporcionan algunos beneficios para la salud: son más bajos en calorías que el azúcar normal y no aumentan el azúcar en la sangre, algo especialmente útil para las personas con diabetes. Estos edulcorantes tampoco promueven la caries dental.

Los alcoholes de azúcar como el manitol y el xilitol son carbohidratos, pero no azúcares, de modo que son edulcorantes sin azúcar. A diferencia de los edulcorantes artificiales, pueden aumentar el azúcar en la sangre, pero como se absorben lentamente en el tracto intestinal, el aumento de glucosa en la sangre y la demanda de insulina son mínimos si se le compara con ingerir azúcar pura. También son bajos en calorías comparados con el azúcar natural y no promueven la caries dental. La stevia es un edulcorante artificial más reciente, y es natural en el sentido en que no es una sustancia química producida en un laboratorio. Es un extracto natural de la planta de stevia.

Te aconsejo consumir los sustitutos del azúcar con moderación y aprender a disfrutar de la dulzura natural que tienen las frutas frescas.

P. Estoy tratando de eliminar el consumo de sodio. ¿Tienes alguna sugerencia?

R. Puedes comenzar utilizando una sal light, como la sal Morton Lite, para abandonar tu afición al sodio. También puedes empezar a cocinar con hierbas y especias, especialmente con ajo y cebolla en polvo para sazonar carnes o vegetales.

Cuando compres alimentos (por ejemplo, vegetales), compra versiones con poco sodio.

Compra y utiliza adobos libres de sodio para el pollo, la carne de res, el cerdo y para pescados y mariscos.

Si compras y consumes vegetales y frijoles en conserva, lávalos con agua corriente en casa. Esto eliminará hasta un 40% del sodio.

El gusto por la sal es un hábito aprendido, y así como has adquirido el gusto por los alimentos salados, también te puedes acostumbrar a comerlos con menos sal.

P. Cada vez escucho más cosas sobre los beneficios del café y del té. Pero ambos tienen cafeína, ¿verdad? ¿Cuál tiene más?

R. El hecho de que el café y el té son buenos para la salud no es nuevo. Los primeros registros escritos sobre el café, que datan de hace aproximadamente mil años, lo mencionan como un medicamento. A través de los años, los herbolarios han creído que pueden aliviar dolores de cabeza y musculares, el asma y la fatiga. Las primeras referencias sobre el té en China mencionan hervir hojas silvestres y crudas de té con agua para aliviar las infecciones respiratorias.

Ya sabes que la cafeína contenida en el café que tomas por la mañana te mantiene alerta y activa. Ahora, el Estudio de las Enfermeras de Harvard para la Salud, un estudio realizado a largo plazo sobre los hábitos de más de 100.000 enfermeras, demostró que existe una disminución del riesgo de desarrollar diabetes tipo 2 entre las participantes que toman café regularmente (con cafeína o descafeinado). El café tiene una cantidad increíblemente alta de antioxidantes, además de minerales como el potasio y el magnesio y vitaminas del grupo B. Todos estos nutrientes podrían ser la razón por la que el café previene la diabetes tipo 2.

Las buenas noticias sobre el café continúan apareciendo: diversas investigaciones han mostrado que consumir café con regularidad (de tres a cuatro tazas por día) está asociado a una disminución en la incidencia del mal de Parkinson. Los científicos han encontrado que incluso una taza de café espresso puede ayudar a evitar el deterioro mental a una edad avanzada, según un estudio realizado en 2002 y publicado en la *Revista Americana de Epidemiología*.

Así que sírvete una taza de café, siéntate en una silla grande y mullida, y lee la siguiente pregunta.

P. Si el café y el té son tan buenos, ¿debería beber más?

R: Nada en exceso es bueno. La cantidad que consumes depende de tu salud y de tu tolerancia a la cafeína. La mayoría de los médicos dicen que tres o cuatro tazas de 8 oz de café o té con cafeína es la cantidad máxima que una persona debe tomar al día.

Ten en cuenta que la cafeína estimula el sistema nervioso central y el cardiovascular y es un diurético. El café o el té en exceso pueden producir hipertensión, insomnio, nerviosismo o respiración agitada o incómoda. Además, los taninos presentes en el café y el té pueden disminuir tu capacidad para absorber el hierro. Toma té o café al menos una hora antes de las comidas para que puedas digerir los taninos antes de que el hierro sea absorbido por tu organismo.

P. Escucho con frecuencia que varias personas consumen grandes cantidades de jarabe de maíz alto en fructosa. ¿Qué es exactamente? Y, ¿es realmente malo?

R. El jarabe de maíz con alto contenido de fructosa (HFCS, por sus siglas en inglés) es un potente edulcorante elaborado del almidón de maíz. De hecho, es dos veces más dulce que el azúcar. Los fabricantes comenzaron a utilizarlo como un sustituto económico del azúcar en la década de 1970, cuando el precio del azúcar se disparó. Actualmente, el HFCS representa el 40% de los edulcorantes calóricos añadidos a los alimentos y las bebidas. Los estadounidenses consumen alrededor de 132 calorías provenientes del HFCS al día, especialmente en refrescos y en bebidas de frutas. Eso es mucho. Con solo reducir 132 calorías al día, puedes perder alrededor de 13 libras al año sin necesidad de hacer nada más. Sin embargo, las calorías no son la verdadera preocupación con respecto al HFCS, sino lo siguiente: parece que nos engorda de dos formas. En primer lugar, cuando los fabricantes de refrescos reemplazaron el azúcar por el HFCS, utilizaron la misma cantidad por volumen, así que actualmente los refrescos son mucho más dulces de lo que eran hace treinta años. La exposición frecuente a su intensa dulzura puede hacer que también sientas ansias de otros alimentos dulces.

En segundo lugar, el cuerpo metaboliza la fructosa de un modo diferente. A diferencia de otros edulcorantes, el HFCS no produce un aumento normal de la insulina después de una comida, lo que impide que una hormona, llamada leptina, tenga los niveles habituales. La leptina te hace sentir llena y entonces dejas de comer. Pero si tienes muy poca leptina, comerás demasiado.

Gracias a todo lo que he leído, puedo decir que no me gusta el HFCS y te recomiendo que lo evites.

P. He oído una y otra vez que las grasas trans son malas. No sé muy bien qué son ni por qué son malas. ¿Podría explicarlo?

R. Las grasas trans se forman cuando los aceites insaturados se someten a un proceso químico llamado hidrogenación. Este proceso solidifica los aceites a temperatura ambiente, como por ejemplo, la margarina o las grasas vegetales. Es necesario que las grasas sólidas tengan características específicas en ciertos alimentos. Por ejemplo, sin ellas, las galletas serían demasiado suaves, los pasteles no serían tan sabrosos y los alimentos se pondrían rancios con mayor rapidez.

No todas las grasas sólidas son grasas trans; algunas son saturadas (del tipo que se encuentra en la mantequilla y en la mantequilla de cacao y en los aceites de palma y de coco). Pero desde hace varios años, la industria alimentaria abandonó el uso de grasas saturadas debido a su asociación con el aumento del colesterol LDL (colesterol "malo"). Al hacer este cambio, y sin saberlo, la industria creó una grasa que ha resultado ser aun peor para la salud: las grasas trans. En los últimos años, los científicos han descubierto que los ácidos grasos trans no solo elevan los niveles de LDL, sino que bajan el HDL (el colesterol "bueno"), aumentando los factores de riesgo de enfermedad cardíaca. También aumentan la obesidad.

Afortunadamente, una menor cantidad de productos están siendo elaborados con grasas trans. Si quieres saber si un producto contiene grasas trans, busca en la etiqueta de los ingredientes el término "parcialmente hidrogenado"; es lo mismo que grasas trans.

P. ¿Los productos de imitación de mariscos son buenas opciones?

R. La imitación del cangrejo, camarones y otros mariscos (surimi) se elabora generalmente con abadejo de Alaska, un pescado blanco. El pescado —sin piel ni espinas— se muele y se mezcla con aglutinantes, sal y otros sabores. Luego se cocina y se le da una forma. Esta imitación de mariscos es una excelente fuente de proteína baja en grasa y tiene menos colesterol que los mariscos de verdad.

Una desventaja es que una pequeña porción de tres onzas puede contener cerca de 700 miligramos de sodio. Esto es casi un tercio del límite de sodio recomendado para todo un día y casi la mitad del límite recomendado para personas con hipertensión arterial sensibles al sodio.

La imitación de pescados y mariscos tiene muy buen sabor. Pero si no te gusta comer este tipo de alimentos o aquellos que contengan ingredientes que no parezcan ser naturales, consume entonces los verdaderos productos o alimentos.

P. Cada año prometo comer más sano, pero solo lo hago por dos semanas o un mes. ¿Qué puedo hacer para no caer de nuevo en mis antiguos hábitos alimenticios?

R. En primer lugar, seguir haciendo promesas. La literatura científica muestra que las personas que deciden dejar de fumar, perder peso o iniciar un programa de ejercicios tienen muchas más probabilidades de éxito que las personas que no hacen resoluciones. En segundo lugar, deberías tomar medidas. El simple acto de pensar en el cambio y de hablar sobre él no hace una diferencia. Lo que produce el cambio es la acción. Los siguientes son algunos comportamientos orientados a la acción con una eficacia comprobada para bajar de peso y prevenir las recaídas:

- Desayuna cada mañana y come comidas regulares y planeadas el resto del día.

- Haz ejercicio con regularidad. Este concepto es muy simple: si lo mueves, lo pierdes.

- Bebe más agua. El agua realmente te llena y te ayuda a quemar grasa.

- Enamórate de los vegetales. Complementa tus comidas con ensaladas y vegetales saludables, y haz que tu mamá se sienta orgullosa.

- Come antes de ir a fiestas o reuniones que giran alrededor de la comida.

- Planea reuniones con amigos que no giren alrededor de la comida.

- Recompénsate por tu progreso (pero no con comida), y pídele a tus amigos y familiares que hagan lo mismo.

- En resumen, fíjate una meta —o resolución—, y planifica los pasos concretos que te llevarán a cumplirla, anticipa y evita los errores y recompénsate a ti misma en el camino.

Problemas de salud

P. Casi todos en mi familia tienen sobrepeso. ¿Todas las probabilidades están en mi contra?

R. Sí, debes tener en cuenta el aspecto genético. Las personas que han investigado la obesidad, descubrieron el factor de "la culpabilidad de los padres". Sus estudios incluyeron gemelos gordos que fueron adoptados por familias distintas y delgadas. Los gemelos mantuvieron su peso a pesar de su entorno delgado. El estudio concluyó que la protuberancia alrededor de la cintura, o al menos una parte de ella, proviene de los padres y no solo de lo que comes cuando nadie está mirando.

Así que, efectivamente, los antecedentes familiares de obesidad pueden aumentar tus probabilidades de terminar con exceso de peso, pero esto solo significa que tienes que esforzarte un poco más para lograr y mantener un peso saludable que quienes no tienen un historial. No estás condenada. De hecho, investigadores británicos encontraron que el ejercicio puede reducir la tendencia genética a la obesidad en un 40%. Sus resultados fueron publicados en *PLoS Medicine* en 2010. Puedes adoptar hábitos saludables. Heredamos la predisposición a ciertos problemas como la obesidad, pero también tenemos el poder de decidir qué hacer con ellos.

P. ¿El estrés nos hace engordar?

R. Parece que hay alguna relación, y se basa en la teoría de "la panza del cavernícola". Tiene que ver con el lugar donde se asienta la grasa en el cuerpo, y es algo semejante a esto: a los hombres les sale panza cervecera por la misma razón que a las mujeres les engordan los muslos: es un producto de la evolución. Las mujeres cavernícolas almacenaban grasas en los muslos y en los senos para hacerle frente a las demandas del embarazo en su entorno tan agreste.

En los hombres cavernícolas, la energía resultante del instinto de huir o pelear se almacenaba como grasa en el vientre. Cuando ellos iban a cazar animales y se convertían en la presa, sus entrañas irrigaban el combustible (grasa) a los músculos que les permitían escapar. Como pasaban mucho tiempo huyendo, no tenían muchos problemas de peso. Sin embargo, actualmente nuestros depredadores son los jefes, los vendedores por teléfono y los emisores de tarjetas de crédito. Son irritantes y es difícil escapar de ellos. Una buena idea es ponerte las zapatillas y salir a caminar a un paso ligero. Es como cazar animales pero sin ningún tipo de armas. Hacer ejercicio con frecuencia realmente previene la acumulación de grasas, además de tener muchos beneficios.

P. Soy fumador. Sé que debería dejar de fumar, pero temo que voy a subir de peso. ¿Qué me aconsejas?

R. Déjame hacerte algunas preguntas: ¿Está sacrificando algo que podría ayudar a tu salud por temor a aumentar unas cuantas libras? ¿Dónde está tu sentido común? Tal vez te sorprenda saber que si haces ejercicio y dejas de fumar, no ganarás peso.

Hacer ejercicio te ayudará a dejar el hábito del cigarrillo. Un estudio austríaco encontró que después de tres meses, el 80% de los fumadores que hicieron una sesión de ejercicio cardiovascular y de entrenamiento de fuerza tres veces por semana mientras seguían la terapia de reemplazo de nicotina de su elección (como un parche, goma de mascar, un inhalador o una combinación de estos) dejaron de fumar; pero solo el 52% de los que utilizaron sustitutos de la nicotina tuvieron éxito. Además, a diferencia de los medicamentos formulados, el ejercicio no tiene efectos secundarios negativos. Sigue el ejemplo de los resultados de la investigación y camina, monta bicicleta y corre para tener un cuerpo fuerte, en forma y libre de humo. Consulta con tu médico acerca de tu régimen de ejercicios a medida que dejas el tabaco.

P. Tengo cincuenta y seis años y recientemente fui diagnosticada con prediabetes. ¿Qué tipo de pruebas debo realizarme y qué debo hacer para que no desencadene en una diabetes?

R. La prediabetes tiene lugar cuando los niveles de glucosa en la sangre son más altos de lo normal, pero no lo suficientemente altos como para un diagnóstico de diabetes. Si eres prediabética, tienes un riesgo sustancialmente mayor de ataque cardíaco, derrame cerebral, cáncer, enfermedad renal, ceguera, daño nervioso y otras condiciones graves.

Dado tu reciente diagnóstico de prediabetes, tu médico podría recomendarte que te examines tu nivel de azúcar en casa. Independientemente de esto, hay varias pruebas de laboratorio a las que deberías someterte a intervalos regulares. Las más importantes son la glucosa de la sangre en ayunas y de hemoglobina A1C (HgbAlC). Esta última prueba indica el nivel promedio de azúcar en la sangre durante los tres meses anteriores. Un valor normal para la HgbAlC está entre el 4 y el 6%, y la meta para las personas con diabetes es que sea inferior al 7%. Si estás tratando tu prediabetes con modificaciones en tu estilo de vida tales como la dieta, el ejercicio y la pérdida de peso, o si estás tomando medicinas, debes hacerte la prueba de HgbAlC al menos dos veces al año o con mayor frecuencia si tu médico te lo recomienda.

Hay varias cosas que puedes hacer para tratar la prediabetes y prevenir la aparición de la diabetes tipo 2:

- **Lleva una dieta saludable y pierde peso:** perder solo del 5 al 7% de tu peso corporal actual puede normalizar los niveles del azúcar en la sangre.

- **Ejercítate:** haz al menos treinta minutos de actividad al día, cinco días a la semana. La grasa afecta la capacidad de la insulina para disminuir los niveles de azúcar en la sangre. Si tienes menos grasa, el azúcar de tu sangre podrá normalizarse.

- **Trata la hipertensión arterial y el colesterol:** Si te han dicho que tienes cualquiera de estas condiciones, consulta con tu médico sobre el mejor tratamiento para controlarlas.

- **Deja de fumar:** la diabetes no es la única razón para dejar de fumar, ya que el tabaco contribuye a muchos otros problemas de salud.

- **Edúcate a ti misma:** la educación es clave para el control de la prediabetes y la diabetes tipo 2. La diabetes es una condición compleja y necesita una estrecha vigilancia para ayudarte a mantenerte tan activa y saludable como sea posible. La mayoría de los planes de seguros ofrecen cobertura para los programas de educación sobre la diabetes, y son muy útiles para ayudar a los pacientes recién diagnosticados a controlar esta enfermedad.

P. ¿Cuáles son los mejores alimentos para mis articulaciones?

R. Si sientes dolor en tus articulaciones, podrían estar inflamadas. Sin embargo, tomar analgésicos no es la única manera de aliviar el dolor. Puedes sentir una mayor comodidad con una alimentación a base de productos frescos y sin procesar, como propongo en la dieta de 17 días. Trata de comer pescados como sardinas, salmón silvestre o bacalao al menos dos veces por semana. Incluye porciones diarias de cereales integrales y legumbres, frutas (especialmente de bayas) y vegetales; básicamente de todos los alimentos que forman parte de la dieta de 17 días. Estos te darán vitaminas y minerales, ácidos grasos omega-3 y otros nutrientes que necesitas para proteger tus células de la inflamación.

Otro recurso común, aunque generalmente seguro es la glucosamina, un suplemento. Muchas personas sienten alivio al tomarlo. Consulta a tu médico si puedes tomarlo, de qué tipo y en qué cantidad.

P. Mi colesterol HDL es bajo. ¿Qué puedo hacer para aumentarlo?

R. El control del peso y la actividad física regular son los pasos más importantes que puedes dar para elevar tu colesterol "bueno" HDL. Los niveles más altos de HDL (60 mg/ dl o más) están relacionados con un menor riesgo de enfermedades del corazón, mientras que el HDL bajo (40 mg/dl o menos) se consideran como un importante factor de riesgo cardiovascular y se asocian actualmente con un mayor riesgo de pérdida de memoria en el futuro. Los bajos niveles de HDL se asocian con frecuencia con el sobrepeso, especialmente si el exceso de grasa corporal se acumula en la cintura.

Diversos estudios sugieren que las personas con sobrepeso que logran y mantienen un peso saludable, pueden aumentar los niveles bajos de HDL entre el 5 y el 20%. Actividades aeróbicas moderadas, como caminar o nadar todos los días, también son muy eficaces para elevar el colesterol HDL bajo.

Aunque algunas personas creen que una dieta baja en grasa es beneficiosa, eliminar totalmente el consumo de grasas saludables para el corazón (como el aceite de oliva o las grasas omega-3) puede causar más daños que beneficios. Por otra parte, es importante evitar el tabaquismo, que está vinculado con niveles más bajos de HDL, y asegurarse de que el azúcar sanguíneo esté bajo control.

La genética juega un papel importante en tus niveles de HDL, y es difícil cambiar la genética. Pero con la dieta y el ejercicio, tendrás dos herramientas de mucha utilidad para aumentar tus niveles de HDL. Ambos son realmente la mejor medicina, y son seguros y baratos.

P. ¿Hay alimentos para mejorar la piel?

R. Sí. Los alimentos ricos en "nutrientes de belleza" pueden contribuir a una piel más clara, suave y radiante. El salmón es una excelente fuente de ácidos grasos omega-3, que lubrican la piel desde adentro y previenen el acné; los kiwis y los arándanos suministran vitamina C, que ayuda a prevenir las arrugas; las ostras son ricas en zinc, fundamental para la producción de colágeno; y el camote y los tomates contienen carotenoides, que pueden proteger la piel contra los rayos UV, que son perjudiciales.

P. ¿Las personas con sobrepeso pueden reducir su riesgo de cáncer si pierden peso?

R. Muchos cánceres en la edad adulta se desarrollan durante un período de diez a veinte años o más. Aunque los investigadores no saben decir con certeza que la pérdida de peso reducirá el riesgo de cáncer, las evidencias parecen ser prometedoras.

Por ejemplo, dos grandes estudios realizados a mujeres posmenopáusicas encontraron que quienes perdieron peso después de la menopausia redujeron sustancialmente el riesgo de cáncer de mama. Esto es importante, ya que los informes estiman que el sobrepeso y la obesidad en los Estados Unidos son responsables del 14% de las muertes por cáncer entre los hombres y del 20% entre las mujeres.

Cuando las personas con sobrepeso pierden peso, es probable que no puedan revertir los daños causados por el cáncer, pero eliminar el exceso de grasas acumuladas puede reducir los niveles elevados de insulina, los factores de crecimiento relacionados con la insulina y de ciertas hormonas como el estrógeno. Todos estos componentes están asociados con el proceso del desarrollo del cáncer. La pérdida y la ganancia del exceso de grasa corporal parecen tener un impacto en el riesgo de cáncer.

P. ¿Es cierto que el azúcar "alimenta" el cáncer?

R. Aunque todas las células de nuestro cuerpo utilizan el azúcar (glucosa) a manera de combustible, las investigaciones sugieren que las células cancerígenas absorben el azúcar en la sangre más rápidamente que las células sanas.

Además, el azúcar en la sangre estimula el aumento de los niveles de insulina en nuestro cuerpo, lo que puede promover el crecimiento de células cancerosas.

Aunque esto puede ser intimidante, la respuesta consiste en no evitar el consumo de todos los alimentos que contengan azúcar. El azúcar en la sangre proviene de todos los carbohidratos, incluyendo vegetales saludables, frutas, cereales integrales y lácteos bajos en grasa; incluso nuestro organismo produce un poco de glucosa a partir de las proteínas.

Por ahora, la mejor respuesta es mantener el azúcar en la sangre controlada con el mantenimiento del peso, el ejercicio regular y una dieta alta en fibra. También es importante evitar el consumo de grandes dosis de carbohidratos, especialmente de cereales refinados como el pan blanco o de alimentos con azúcares añadidos. Esperamos que las futuras investigaciones nos brinden más respuestas.

Alergias a los alimentos

P. Un alergista me dijo recientemente que tengo intolerancia a la lactosa. ¿Qué puedo hacer al respecto, ya que me resulta difícil dejar de consumir productos lácteos?

R. La intolerancia a la lactosa es causada por la ausencia de una o más enzimas que digieren lactosa, el carbohidrato de la leche. Los síntomas son inflamación, diarrea, gases, náuseas y calambres abdominales. Lamentablemente, el tratamiento recomendado es una dieta libre de lactosa. Si evitas todos los productos lácteos, deberías tomar suplementos de calcio. También puedes comprar lactasa en gotas o tabletas, ya que esta sustancia puede ayudarte a digerir los productos lácteos si la tomas antes de consumir lácteos. Si tienes intolerancia a la lactosa, es muy probable que el yogur sea mucho más digerible para ti que la leche. Esto se debe a que las bacterias benéficas digieren una parte del azúcar de la leche presente en el yogur, y como hay una menor cantidad, la irritación tenderá a ser menor. No deberías tener problemas para seguir la dieta de 17 días si tienes intolerancia a la lactosa.

P. ¿Tengo que seguir una dieta libre de gluten? ¿Cuáles son algunos alimentos que no contienen gluten?

R. A manera de información, aproximadamente una de cada 133 personas en los Estados Unidos tiene enfermedad celíaca, un trastorno autoinmune intestinal que causa alergias graves a las proteínas que se encuentran en el trigo y otros cereales. Pero el número de personas intolerantes al gluten es aun mayor. Para las personas con alergia severa al gluten, esto supone la diferencia entre la vida y la muerte, y una dieta libre de gluten es el único tratamiento posible, ya que evita las complicaciones producidas por la enfermedad celíaca cuando no ha sido tratada, como la osteoporosis, la anemia, ciertas formas de cáncer e incluso la muerte. Para las personas con intolerancia al gluten, una dieta sin gluten tiene muchos beneficios: menos infecciones en los senos, más energía, menos pesadez en el cerebro o menos molestias gastrointestinales. Algunas personas pierden peso con una dieta libre de gluten, pero probablemente se deba a que muchos alimentos altos en calorías contienen trigo, que es un carbohidrato:

Ésta es una lista parcial de alimentos sin gluten:

- Leche (en polvo y sin grasa)
- Jugos 100% de vegetales
- Frutas y vegetales que no estén cubiertos con cera ni resinas que contenga gluten
- Una variedad de alimentos con un solo ingrediente: huevos, lentejas, semillas como la linaza, frutos secos como las almendras, cereales sin gluten como el maíz, las carnes, el pescado y los mariscos frescos
- Alimentos sin gluten como el pan, las pastas y varios cereales especiales

Algunos alimentos que sí tienen gluten son:

- La cebada, el trigo común, el centeno, la espelta, el kamut y el triticale
- La farina, el gluten vital, la sémola, el vinagre de malta

En cuanto a la harina de avena, nadie está de acuerdo todavía si las personas con enfermedad celíaca pueden comerla o no. Diversas investigaciones sugieren que la mayoría de las personas con enfermedad celíaca pueden tolerar una cantidad limitada al día (por ejemplo, de 50 gramos) de avena sin gluten de trigo, centeno, cebada o de híbridos.

Por cierto, si estás siguiendo una dieta libre de gluten, puedes seguir fácilmente la dieta de 17 días, reemplazando ciertos alimentos por otros sin gluten.

Síganme escribiendo… y visítenme en el sitio web www.the17daydiet .com, para recibir más ayuda y consejos sobre cómo vivir la dieta y mantenerse sanas y en forma.

Recursos

· · · · · · · · · ·

Gran parte del material contenido en este libro proviene de búsquedas en la computadora de bases de datos de resúmenes médicos, de informes noticiosos médicos en publicaciones populares y especializadas, así como de trabajos científicos publicados en revistas revisadas por pares.

Capítulo 1: Dame solo 17 días

Nackers, L.M., et al. 2010. The association between rate of initial weight loss and long-term success in obesity treatment: does slow and steady win the race? *International Journal of Behavioral Medicine* 17:161–167.

Laaksonen D., E., et. al. 2003. Relationships between changes in abdominal fat distribution and insulin sensitivity during a very low calorie diet in abdominally obese men and women. *Nutrition, Metabolism, and Cardiovascular Diseases* 13:349–356.

Leigh, Gibson E., and Green, M.W. 2002. Nutritional influences on cognitive function: mechanisms of susceptibility. *Nutrition Research Reviews* 15:169–206.

Bui, C., 2010. Acute effect of a single high-fat meal on forearm blood flow, blood pressure and heart rate in healthy male Asians and Caucasians: a pilot study. *The Southeast Asia Journal of Tropical Health and Public Health* 41:490–500.

Rudkowska, I., et. al. 2008. Cholesterol-lowering efficacy of plant sterols in low-fat yogurt consumed as a snack or with a meal. *Journal of the American College of Nutrition* 27:588–595.

Johnston, C.S., 2002. Postprandial thermogenesis is increased 100% on a high-protein, low-fat diet versus a high-carbohydrate, low-fat diet in healthy, young women. *Journal of the American College of Nutrition* 21:55–61.

Hanninen, O., et. al. 1992. Effects of eating an uncooked vegetable diet for one week. Appetite 19:243–254.

Nowson, C.A., 2003. Dietary approaches to reduce blood pressure in a community setting: a randomised crossover study. *Asia Pacific Journal of Clinical Nutrition* 12 Suppl:S19.

Jenkins, D.J., et. al. 2009. The effect of a plant-based low-carbohydrate ("Eco-Atkins") diet on body weight and blood lipid concentrations in hyperlipidemic subjects. *Archives of Internal Medicine* 169:1046–1054.

Henkin, Y., and Shai, I. 2003. Dietary treatment of hypercholesterolemia: can we predict long-term success? *Journal of the American College of Nutrition* 22:555–561.

Kiortsis, D.N. et. al. 2001 Changes in lipoprotein(a) levels and hormonal correlations during a weight reduction program. *Nutrition, Metabolism, and Cardiovascular Diseases* 11:153–157.

Claessens M., et. al. 2009. The effect of a low-fat, high-protein or high-carbohydrate ad libitum diet on weight loss maintenance and metabolic risk factors. *International Journal of Obesity* 33:296–304.

Janiszewski, P.M., and Ross, R. 2010. Effects of weight loss among metabolically healthy obese men and women. Diabetes Care 33:1957–1959.

Sheets, V., and Ajmere, K. 2005. Are romantic partners a source of college students' weight concern? *Eating Behaviors* 6:1–9.

Binks, M. 2005. Duke study reports sex, self-esteem diminish for morbidly obese. *CDS Review* 98(4):28–29.

Lapidus, L. 1984. Distribution of adipose tissue and risk of cardiovascular disease and death: a 12-year follow up of participants in the population study of women in Gothenburg, Sweden. *British Medical Journal* 289:1257.

Tran, T.T. 2008. Beneficial effects of subcutaneous fat transplantation on metabolism. *Cell Metabolism* 7:410–420.

Gunn, D.A. 2009. Why some women look young for their age. *PLoS One* 4:e8021.

Maconochie, N. 2007. Risk factors for first trimester miscarriage—results from a UK-population-based case-control study. *BJOG* 114:170–186.

Capítulo 2: Quema, nena, quema

McCrory M.,A., et. al. 1999. Dietary variety within food groups: association with energy intake and body fatness in men and women. *American Journal of Clinical Nutrition* 69:440–447.

Pataky, Z. 2009 Gut microbiota, responsible for our body weight? *Revue Medicale Suisse* 5:662–664, 666.

Scarpellini, E. 2010. Gut microbiota and obesity. *Internal and Emergency Medicine* 5 Suppl 1:S53–56.

Diamant, M., 2010. Do nutrient-gut-microbiota interactions play a role in human obesity, insulin resistance and type 2 diabetes? *Obesity Review*, August 13.

Kim, D.H., et al. 2010. Peptide designed to elicit apoptosis in adipose tissue endothelium reduces food intake and body weight. *Diabetes* 59:907–915.

Yang, C.S., and Wang, X. 2010. Green tea and cancer prevention. *Nutrition and Cancer* 62(7):931–937.

Capítulo 3: Ciclo 1: Acelerar

Tremblay, A., et al. 2004. Thermogenesis and weight loss in obese individuals: a primary association with organochlorine pollution. *International Journal of Obesity and Related Metabolic Disorders* 28(7):936–939.

Capítulo 4: Ciclo 2: Activar

Varady, K.A. 2007. Alternate-day fasting and chronic disease prevention: a review of human and animal trials. *American Journal of Clinical Nutrition* 86:7–13.

Jakulj, F. 2007. A high-fat meal increases cardiovascular reactivity to psychological stress in healthy young adults. *Journal of Nutrition* 137:935–939.

Westerterp-Planteng, M.S., et. al. 2005. Sensory and gastrointestinal satiety effects of capsaicin on food intake. *International Journal of Obesity* 29:682–688.

Liu, H. 2010. Fructose induces transketolase flux to promote pancreatic cancer growth. *Cancer Research* 70:6368–6376.

Capítulo 5: Ciclo 3: Adquirir

Di Blasio, A. 2010. Effects of the time of day of walking on dietary behaviour, body composition and aerobic fitness in post-menopausal women. *The Journal of Sports Medicine and Physical Fitness* 50:196–201.

Fischer-Posovszky, P. 2010. Resveratrol regulates human adipocyte number and function in a Sirt1-dependent manner. *American Journal of Clinical Nutrition* 92:5–15.

Fuchs, N. K. 2002. Liposuction lowers cholesterol. *Women's Health Letter*. Soundview Publications.

Vgontzas, A.N. 2007. Daytime napping after a night of sleep loss decreases sleepiness, improves performance, and causes beneficial changes in cortisol and interleukin-6 secretion *American Journal of Physiology, Endocrinology, and Metabolism* 292: E253–E261.

National Weight Control Registry. www.nwcr.ws/Research/default.htm.

Rolls, B.J., et. al. 2004. Salad and satiety: energy density and portion size of a first-course salad affect energy intake at lunch. *Journal of the American Dietetic Association* 104:1570–1576.

Kristal, A.R. 2005. Yoga practice is associated with attenuated weight gain in healthy, middle-aged men and women. *Alternative Therapies in Health and Medicine* 11:28–33.

Capítulo 8: La dieta de excepción del SPM

Hibbeln, J.R. 1998, Fish consumption and major depression. *The Lancet* 351:1213.

Hibbeln, J.R., and Salem, N. 1995. Dietary polyunsaturated fatty acids and depression: when cholesterol does not satisfy. *American Journal of Clinical Nutrition* 62: 1–9.

Benton, D., Cook, R. 1991. The impact of selenium supplementation on mood. Biological Psychiatry 29:1092–1098.

Hawkes, W.C., and Hornbostel, L. 1996. Effects of dietary selenium on mood in healthy men living in a metabolic research unit. *Biological Psychiatry* 39:121–128.

Kalman, D., et al. 2009. A prospective, randomized, double-blind, placebo-controlled parallel-group dual site trial to evaluate the effects of a Bacillus coagulans-based product on functional intestinal gas symptoms. *BMC Gastroenterology* 18:85.

Ghanbari Z., et. al. 2009 Effects of calcium supplement therapy in women with premenstrual syndrome. *Taiwan Journal Obstetrics and Gynecology* 48:124–129.

Capítulo 10: Retos familiares

Paisley J, et. al. 2008. Dietary change: what are the responses and roles of significant others? *Journal of Nutrition Education and Behavior* 40:80–88.

Wallace, J.P. 1995. Twelve month adherence of adults who joined a fitness program with a spouse vs. without a spouse. *Journal of Sports Medicine and Physical Fitness* 35:206–213.

Morgan, D.V., et al. 1988. Mutual motivation. *Health*, August, 32–36.

Capítulo 11: Sobrevivir a los días festivos

Andersson, I., et. al. 1992. The Christmas factor in obesity therapy. *International Journal of Obesity and Related Metabolic Disorders* 16:013–1015.

Baker, R.C. et. al. Weight control during the holidays: Highly consistence self-monitoring as a potentially useful coping mechanism. *Health Psychology* 17:367–370.

Capítulo 13: El trabajo por turnos en la dieta de 17 días

Geliebter, A. 2000. Work-shift period and weight change. *Nutrition* 16:27–29.

Henderson, N.J., and Christopher D.B.B. 1998. An evaluation of the effectiveness of shift work preparation strategies. *New Zealand Journal of Psychology*. New Zealand Psychological Society.

Thorpy, M.J. 2010. Managing the patient with shift-work disorder. *The Journal of Family Practice* 59(1 Suppl):S24–31.

Capítulo 15: Doctor, ¿podría decirme más, por favor?

Marian, T. et al. 2000. Effect of dietary protein on bone loss in elderly men and women: The Framingham Osteoporosis Study. *Journal of Bone and Mineral Research* 15:2504–2512.

van Dam, R.M., et al. 2006. Coffee, caffeine, and risk of type 2 diabetes: a prospective cohort study in younger and middle-aged U.S. women. *Diabetes Care* 29:398–403.

Checkoway H., et. al. 2002. Parkinson's disease risks associated with cigarette smoking, alcohol consumption, and caffeine intake. *American Journal of Epidemiology*. 155:732–738.

Shengxu L., et al. 2010. Physical activity attenuates the genetic predisposition to obesity in 20,000 men and women from EPIC-Norfolk prospective population study. *PloS Medicine* e1000332. doi:10.1371/journal.pmed.1000332.

Shape Magazine. 2007. Trying to quit smoking? Get moving. Author.

Sobre el autor

El Dr. Michael Rafael Moreno, mejor conocido como "Dr. Mike", es graduado de la Universidad de California en Irvine y de la Escuela de Medicina Hahnemann (actualmente la Universidad de Drexel). Después de su residencia en el Kaiser Permanente en Fontana, California, el Dr. Mike se mudó a San Diego, donde practica la medicina familiar y es miembro del consejo de la Academia Americana de Médicos de Familia, Capítulo de San Diego. En 2008, el Dr. Mike lanzó "camina con tu doctor", en donde él participa todos los martes y jueves antes de comenzar su jornada laboral. El programa se inició cuando el Dr. Mike se ofreció a caminar con una paciente para motivarla a hacer ejercicio, y desde entonces ha crecido hasta convertirse en una próspera comunidad. El Dr. Mike se enorgullece de ser visto no solo como médico sino también como un amigo y confidente.

"Todos hemos jurado, prometido y repetido comer mejor y hacer más ejercicio, pero muchas veces, incluso las mejores intenciones se quedan cortas", dice el Dr. Mike. "Yo incorporo hábitos saludables en mi trabajo y en mi vida familiar, y ustedes también pueden hacerlo".

Notas

Notas

Notas

Notas

Notas

Notas

Notas

Notas